国家卫生健康委员会"十四五"规划教材

全国高等职业教育专科配套教材

供临床医学专业用

中医学基础与适宜技术学习指导

主　编　张　虹　闫玉慧

副主编　季有波　潘韦韦　张立峰

编　者　（以姓氏笔画为序）

闫玉慧（毕节医学高等专科学校）　　　季有波（吉林大学第二医院）

米健国（广东江门中医药职业学院）　　赵杰荣（濮阳医学高等专科学校）

李桂芬（乌兰察布医学高等专科学校）　贾建昌（菏泽家政职业学院）

宋　萍（宁夏医科大学）　　　　　　　隋翠翠（商丘医学高等专科学校）

张　虹（长春医学高等专科学校）　　　潘韦韦（长春医学高等专科学校）

张立峰（大庆医学高等专科学校）　　　霍新慧（新疆医科大学）

人民卫生出版社

·北京·

图书在版编目（CIP）数据

中医学基础与适宜技术学习指导 / 张虹，闫玉慧主编.
北京 ：人民卫生出版社，2025. 6. -- ISBN 978-7-117-
38135-2

Ⅰ. R2

中国国家版本馆 CIP 数据核字第 20255HF082 号

人卫智网	www.ipmph.com	医学教育、学术、考试、健康，
		购书智慧智能综合服务平台
人卫官网	www.pmph.com	人卫官方资讯发布平台

中医学基础与适宜技术学习指导
Zhongyixue Jichu yu Shiyi Jishu Xuexi Zhidao

主　　编：张　虹　闫玉慧
出版发行：人民卫生出版社（中继线 010-59780011）
地　　址：北京市朝阳区潘家园南里 19 号
邮　　编：100021
E - mail：pmph @ pmph.com
购书热线：010-59787592　010-59787584　010-65264830
印　　刷：北京汇林印务有限公司
经　　销：新华书店
开　　本：787×1092　1/16　印张：9
字　　数：208 千字
版　　次：2025 年 6 月第 1 版
印　　次：2025 年 7 月第 1 次印刷
标准书号：ISBN 978-7-117-38135-2
定　　价：29.00 元

打击盗版举报电话：010-59787491　E-mail：WQ @ pmph.com
质量问题联系电话：010-59787234　E-mail：zhiliang @ pmph.com
数字融合服务电话：4001118166　E-mail：zengzhi @ pmph.com

　　《中医学基础与适宜技术学习指导》是国家卫生健康委员会"十四五"规划教材《中医学基础与适宜技术》的配套教材，可与主教材配合使用。本配套教材的编写以有利于学生学习、掌握主教材《中医学基础与适宜技术》为目的，从多角度、多层面加深学生对本学科知识与技能的理解，更好地评测学生对主教材知识和技能的掌握程度。本教材充分考虑高等卫生职业教育的实际情况，力求深浅适度、简明扼要，着眼于实用。

　　本配套教材分为上、下两篇。上篇是实训指导，下篇是学习指导。上篇包括中药煎煮法、经络概述、腧穴概述、手太阴肺经、手阳明大肠经、足阳明胃经、足太阴脾经、手少阴心经、手太阳小肠经、足太阳膀胱经、足少阴肾经、手厥阴心包经、手少阳三焦经、足少阳胆经、足厥阴肝经、任脉、督脉、毫针刺法、常用推拿手法、灸法、刮痧法、拔罐法、三棱针法、皮肤针法、皮内针、电针法、耳穴疗法、穴位注射疗法、熏洗疗法、敷药疗法、热熨疗法三十一项实训项目，每项内容包括实训目的、实训内容及方法、实训作业三部分。下篇按第一章至第九章的顺序逐章编排学习指导，每章包括内容要点、重点和难点解析、方法指津、测试习题和参考答案四部分。内容要点对每一章的重要知识点进行了归纳阐释；"重点和难点解析"对每章难以理解和容易出错的内容作了进一步解析；"方法指津"介绍了如何理解和学习本章核心理论的方法和思路；"测试习题和参考答案"分为名词解释、填空题、选择题、简答题、论述题五类，其中选择题又分为 A1、A2、A3、A4 型题，其内容与执业助理医师资格考试要求对接融合，习题后附有参考答案。本配套教材内容简洁实用，既可以作为教师的教学参考用书，又可以作为学生的辅导、自学资料。尤其是习题部分，题型丰富，覆盖知识点广，是强化学习者掌握《中医学基础与适宜技术》主要内容的好形式，对学生加深章节重点难点内容的理解与巩固大有裨益。

　　由于编者学识水平有限，疏漏不足之处恐难避免，诚望使用本教材的师生和读者及时提出宝贵意见，以利于再版时进一步修订完善。

张 虹

2024 年 6 月

目 录

上篇 | 实训指导

下篇 | 学习指导

实训指导

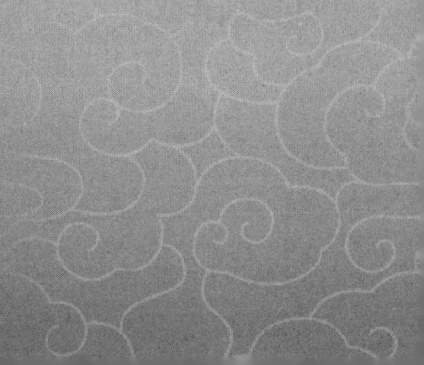

实训一　中药煎煮法

【实训目的】

1. 掌握一般药物的煎药法。
2. 掌握部分药物的特殊煎法。

【实训内容及方法】

1. 用物准备

（1）器皿：以砂锅、瓦罐、陶瓷类为佳，忌用铁锅。药锅容量大小应与药量相宜。

（2）其他：中药、炉具、过滤器、量杯（500ml）、计时器、药瓶（小号保暖瓶）、搅拌棒、治疗盘、弯盘、纱布、纱布袋。

2. 操作程序

（1）备齐用物。

（2）核对病人姓名及药物。

（3）将药物倒入锅内。

（4）加入清水浸泡30分钟左右。煎药用水量应根据药物的性质、吸水量、煎煮时间、火候及治疗所需药量来决定。第一煎放水以高出药物3~5cm为宜，第二煎以没过药面2~3cm为宜；吸水性强及煎煮时间久的药物宜多放水；芳香易挥发的药物因煎煮时间短，宜少放水；小儿及限制饮水量的病人，煎药时宜少放水。

（5）煎煮时间和火候：①一般药物先用武火煮沸后改用文火；解表药、清热芳香类药用武火，不宜久煎；滋补调理药物先用武火煎沸后，改用文火缓煎，使药味充分煎出；二煎药则用文火缓煎即可。②第一煎于沸后煮30分钟，第二煎于沸后煮25分钟；解表、气味芳香的药物第一煎于沸后煮20分钟，第二煎于沸后煮15分钟左右；矿物类、骨角类、贝壳类、甲壳类及补益药一般武火煮沸后宜文火久煎，第一煎于沸后煮60分钟，第二煎于沸后煮50分钟。

（6）两次煎好药液用过滤器去渣，滤净混合后，分2份装入定制的袋内，密封，加标签注明病人姓名、性别、年龄、病区、床号。

（7）倒掉药渣，清洗药锅，整理用物。

（8）查对签名。

3. 教学方法　组织学生复习中药煎煮法的理论知识。

【实训作业】

写中药煎煮法实训报告。

（赵杰荣　宋　萍）

实训二　经络概述

【实训目的】

1. 掌握经络的概念。

2. 掌握经络系统的组成；十二经脉的循行走向、交接规律、体表分布规律、表里属络关系、十二经流注次序。

3. 熟悉经络的生理功能；奇经八脉的概念、循行及生理功能。

【实训内容及方法】

1. 用物准备　人体腧穴模型。

2. 操作程序

（1）经络：经络是经脉和络脉的总称，是人体运行气血、联系脏腑、沟通内外、贯穿上下的通道。经脉是经络系统的主干，多循行于深部，纵行于固定的路径；络脉是经脉的细小分支，纵横交错、遍布全身。

（2）经络系统的组成：经络系统由经脉和络脉组成。经脉包括十二经脉、奇经八脉和附属于十二经脉的十二经别、十二经筋、十二皮部。络脉包括十五络脉和难以计数的浮络、孙络等。

1）十二经脉的循行走向规律：手三阴经从胸走手，手三阳经从手走头，足三阳经从头走足，足三阴经从足走腹（胸）。

2）交接规律：相表里的阴经与阳经在四肢末端相交接，手足同名阳经在头面部交接，相互衔接的阴经在胸部交接。

3）体表分布规律：十二经脉中六条阳经分布于四肢外侧和头面、躯干，其中上肢外侧为手三阳经，下肢外侧为足三阳经，其分布规律为阳明在前、少阳在中（侧）、太阳在后。六条阴经分布于四肢内侧和胸腹，其中，上肢内侧为手三阴经，下肢内侧为足三阴经。手三阴经的分布规律是太阴在前、厥阴在中、少阴在后。足三阴经在内踝上 8 寸以下，分布规律是厥阴在前、太阴在中、少阴在后；在内踝上 8 寸以上，太阴交出厥阴之前，分布规律为太阴在前、厥阴在中、少阴在后。

4）表里络属关系：手足三阴、三阳经，通过经别和别络的互相沟通，组合成六对表里相合的关系。即手阳明大肠经与手太阴肺经相表里，手少阳三焦经与手厥阴心包经相表里，手太阳小肠经与手少阴心经相表里，足阳明胃经与足太阴脾经相表里，足少阳胆经与足厥阴肝经相表里，足太阳膀胱经与足少阴肾经相表里。在循行路线上，凡有表里关系的两条经脉，分别循行于四肢内外两侧的相对位置，在四肢末端交接。

5）流注次序：始于手太阴肺经，依次传至足厥阴肝经，再传至手太阴肺经，形成一个周而复始、如环无端的流注系统。

（3）经络的生理功能：联系脏腑，沟通肢窍；运行气血，濡养周身；传导感应，调节平衡。

（4）奇经八脉概念、循行及生理功能：奇经八脉是督脉、任脉、冲脉、带脉、阴跷脉、阳跷脉、阴维脉、阳维脉的总称。任脉行于胸腹部正中，上抵颏部，能总任一身阴经，称为阴脉之海。督脉行于腰背正中，上至头面，能总督一身阳经，称为阳脉之海。冲脉并足少阴肾经挟脐上行，环绕口唇，至目眶下，并通过其分支行脊柱，通督脉，上至头，下至足，贯穿全身。带脉起于胁下，围腰一周，犹如束带，能约束纵行诸经。阴跷脉起于足跟内侧，随足少阴肾经上行，至目内眦与阳跷脉会合。阳跷脉起于足跟外侧，伴足太阳膀胱经上行，至目内眦与阴跷脉会合，沿足太阳经上额，于项后会于足少阳经。跷脉主宰一身左右的阴阳，共同调节肢体运动和眼睑开合。阴维脉起于小腿内侧，沿腿股内侧上行，与六阴经相联系，至咽喉与任脉会合，主一身之里。阳维脉起于足跗外侧，沿股膝外侧上行，与六阳经相联系，至项后与督脉会合，主一身之表。维脉维系一身表里之阴阳，加强了机体的统一性。

3. 实训方法

（1）教师示教。

（2）学生每 2~3 人一组，分组练习十二经脉、奇经八脉的循行走向规律、体表分布规律。

（3）教师点评：经脉循行、体表分布规律是否正确。

【实训作业】

1. 什么是正经？

2. 十二经脉的流注和表里关系是什么？

（霍新慧）

实训三　腧穴概述

【实训目的】

掌握腧穴的定义、分类及腧穴的定位方法。

【实训内容及方法】

1. 用物准备　人体腧穴模型，水笔。

2. 操作程序

（1）腧穴的定义：腧穴是人体脏腑经络之气血输注于体表的特殊部位，是针灸推拿以及其他外治法的施术部位。

（2）腧穴的分类：腧穴分为经穴、经外奇穴和阿是穴三类。

（3）腧穴的定位方法：常用的腧穴定位方法有体表标志定位法、骨度分寸定位法、指寸定位法和简便取穴法四种。

3. 实训方法

（1）教师示教。

（2）学生每 2~3 人一组，分组练习腧穴定位方法。

（3）教师点评：腧穴定位方法是否准确。

【实训作业】

1. 什么是骨度分寸定位法？

2. 腧穴一般分为几类？各有什么特点？

（霍新慧）

实训四 手太阴肺经

【实训目的】

1. 掌握手太阴肺经的经脉循行及常用腧穴。

2. 熟悉肺经主治概要。

3. 全面了解手太阴肺经其他腧穴的定位、主治和操作。

【实训内容及方法】

1. 用物准备　人体腧穴模型，水笔。

2. 操作程序

（1）手太阴肺经的经脉循行：起于中焦，下络大肠，返回胃上口，通过横膈，属于肺，由肺与喉咙相连处横出腋下（中府），沿上臂内侧，行手少阴、厥阴经之前，下行肘窝中，沿前臂内侧前缘，入寸口，过鱼际，沿其边缘，出拇指桡侧端。其支脉，从腕后桡骨茎突上分出，走向示指桡侧端，交于手阳明大肠经。

（2）肺经主治概要：主治喉、胸、肺部病证，以及本经循行部位的病证。

3. 实训方法

（1）教师示教。

（2）学生每 2~3 人一组，分组练习手太阴肺经的经脉循行及常用腧穴的定位、主治和操作。

（3）教师点评：腧穴定位、受术者体位选择是否准确合理；持针姿势是否正确，针刺力度是否恰当以及熟练程度。

【实训作业】

1. 手太阴肺经的循行路线是怎样的？

2. 手太阴肺经的五输穴是哪些？如何定位？

（霍新慧）

实训五　手阳明大肠经

【实训目的】

1. 掌握手阳明大肠经的经脉循行及常用腧穴。
2. 熟悉大肠经主治概要。
3. 全面了解手阳明大肠经其他腧穴的定位、主治和操作。

【实训内容及方法】

1. 用物准备　人体腧穴模型，水笔。
2. 操作程序

（1）手阳明大肠经的经脉循行：起于示指桡侧端（商阳），沿示指内侧向上，通过第一、第二掌骨之间（合谷），向上进入两筋（拇长伸肌腱和拇短伸肌腱）之间，沿前臂外侧面前缘，至肘外侧，再沿上臂外侧前缘，上走肩端，经肩峰前缘交会于第七颈椎棘突下，进入锁骨上窝，下络于肺，通过横膈，属于大肠。其支脉，从锁骨上窝出走颈部，经过面颊入下齿龈，回绕至上唇，交叉于人中，左脉向右，右脉向左，至鼻孔两侧（迎香），交足阳明胃经。

（2）大肠经主治概要：本经腧穴主治热性病证，头面、五官、咽喉、胃肠病证，以及本经循行部位的病证。

3. 实训方法

（1）教师示教。

（2）学生每 2~3 人一组，分组练习手阳明大肠经的经脉循行及常用腧穴的定位、主治和操作。

（3）教师点评：腧穴定位、受术者体位选择是否准确合理；持针姿势是否正确，针刺轻重是否合理以及熟练程度。

【实训作业】

1. 叙述手阳明大肠经的经脉循行。
2. 大肠经腧穴主治哪些病证？为什么？

（霍新慧）

实训六　足阳明胃经

【实训目的】

1. 掌握足阳明胃经的经脉循行及常用腧穴。
2. 熟悉足阳明胃经主治概要。
3. 全面了解足阳明胃经其他腧穴的定位、主治和操作。

【实训内容及方法】

1. 用物准备　人体腧穴模型，水笔。

2. 操作程序

（1）足阳明胃经的经脉循行：起于鼻翼旁（迎香），夹鼻上行到鼻根部，入目内眦，与足太阳膀胱经脉交会于睛明穴，下沿鼻柱外侧，入上齿中，回出绕唇，向下交会于承浆穴，再沿下颌角上行，经耳前及发际抵前额。下行支脉，从下颌部下行，沿喉咙入锁骨上窝，下过横膈，属于胃，络于脾。直行经脉，由锁骨上窝分出，经过乳头，下行腹部，挟脐旁到达腹股沟处。另一支脉，从胃口分出，沿腹壁内下行到腹股沟处，与循行于体表的经脉相会，由此沿大腿外侧前缘及胫骨外侧到足背部，走向第二趾外侧端。胫部支脉，从膝下3寸处分出，至足中趾外侧端。足背支脉，从足背（冲阳）分出，进入足大趾内侧端，交足太阴脾经。

（2）胃经主治概要：本经腧穴主治胃肠病和头面、目、鼻、口齿病和神志病，以及经脉循行部位的其他病证。

3. 实训方法

（1）教师示教。

（2）学生每2~3人一组，分组练习足阳明胃经的经脉循行及常用腧穴的定位、主治和操作。

（3）教师点评：腧穴定位、受术者体位选择是否准确合理；持针姿势是否正确，针刺力度是否合理以及熟练程度。

【实训作业】

1. 足阳明胃经腧穴主治病证主要有哪些？

2. 试述足阳明胃经的循行路线。

（霍新慧）

实训七　足太阴脾经

【实训目的】

1. 掌握足太阴脾经的经脉循行及常用腧穴。

2. 熟悉足太阴脾经主治概要。

3. 全面了解足太阴脾经其他腧穴的定位、主治和操作。

【实训内容及方法】

1. 用物准备　人体腧穴模型、水笔。

2. 操作程序

（1）足太阴脾经的经脉循行：起于足大趾内侧端（隐白），沿大趾内侧赤白肉际，上行至内踝前,沿小腿内侧正中上行,至内踝尖上 8 寸交出于足厥阴经之前,经膝股内侧前缘进入腹中,属于脾,络于胃,上膈挟咽,连舌根,散舌下。其支脉,从胃分出,向上过膈,注于心中,交手少阴心经。

（2）脾经主治概要：本经腧穴主治脾胃病证、妇科病证、前阴小便病证,以及本经循行部位病证。

3. 实训方法

（1）教师示教。

（2）学生每 2~3 人一组,分组练习足太阴脾经的经脉循行及常用腧穴的定位、主治和操作。

（3）教师点评：腧穴定位、受术者体位选择是否准确合理；持针姿势是否正确,针刺力度是否合理以及熟练程度。

【实训作业】

1. 足太阴脾经腧穴主治哪些疾病？
2. 叙述足太阴脾经的循行路线。

（霍新慧）

实训八　手少阴心经

【实训目的】

1. 掌握心经的经脉循行及常用腧穴。
2. 熟悉心经主治概要。
3. 全面了解手少阴心经其他腧穴的定位、主治和操作。

【实训内容及方法】

1. 用物准备　人体腧穴模型,水笔。

2. 操作程序

（1）手少阴心经的经脉循行：起于心中,出属心系（心与其他脏腑相连的组织）,向下通过横膈,络于小肠。其支脉,从心系上行挟咽,连于目系。直行经脉,从心抵肺,向下浅出腋窝,沿上臂内侧后缘下行过肘窝,经前臂内侧后缘入掌,经第四、第五掌骨之间,沿小指桡侧出其端（少冲）,交手太阳小肠经。

（2）心经主治概要：本经主治心、胸、神志病证,以及本经脉循行部位的病证。

3. 实训方法

（1）教师示教。

（2）学生每 2~3 人一组,分组练习手少阴心经的经脉循行及常用腧穴的定位、主治和操作。

（3）教师点评：腧穴定位、受术者体位选择是否准确合理；持针姿势是否正确,针刺力度是否合理以及熟练程度。

【实训作业】

1. 请叙述手少阴心经的经脉循行。
2. 神门是什么特定穴？位置如何？

（霍新慧）

实训九　手太阳小肠经

【实训目的】

1. 掌握手太阳小肠经的经脉循行及常用腧穴。
2. 熟悉手太阳小肠经主治概要。
3. 了解手太阳小肠经其他腧穴的定位、主治、操作。

【实训内容及方法】

1. 用物准备　人体腧穴模型，水笔。
2. 操作程序

（1）手太阳小肠经的经脉循行：起于小指尺侧端（少泽），循手背外侧至腕，出尺骨茎突，沿前臂后缘尺侧直上，至尺骨鹰嘴与肱骨内上髁之间，上达肩部，绕肩胛，交会于大椎穴，入锁骨上窝，下络于心，沿食管，过横膈，抵胃部，属于小肠。其支脉，从锁骨上窝上行，循颈达面颊，至目外眦，转入耳中。另一支脉，从面颊部分出，至目内眦，交足太阳膀胱经。

（2）小肠经主治概要：本经腧穴主治头颈、耳目、咽喉病证，热性病证，神志病证，以及本经循行部位的病证。

3. 实训方法

（1）教师示教。

（2）学生每 2~3 人一组，分组练习手太阳小肠经的经脉循行及常用腧穴的定位、主治和操作。

（3）教师点评：腧穴定位、受术者体位选择是否准确合理；持针姿势是否正确，针刺轻重是否合理以及熟练程度。

【实训作业】

1. 请写出手太阳小肠经的经脉循行。
2. 听宫穴如何定位？主治什么病证？

（霍新慧）

实训十　足太阳膀胱经

【实训目的】

1. 掌握足太阳膀胱经的循行及常用腧穴。
2. 熟悉足太阳膀胱经主治概要。
3. 全面了解足太阳膀胱经其他腧穴的定位、主治和操作。

【实训内容及方法】

1. 用物准备　人体腧穴模型，水笔。
2. 操作程序

（1）足太阳膀胱经的经脉循行：起于目内眦（睛明），上额，交会于头顶（百会）。其支脉，从头顶分出到耳上角。直行经脉，从头顶入颅内，络于脑，复出项部，分开下行。一支交会于大椎穴，沿肩胛内侧，挟脊柱（正中旁开 1.5 寸），达腰部，入内络于肾，属于膀胱。其支脉，再从腰部挟脊柱下行，过臀部进入腘窝中。另一支脉，从项分出，沿肩胛内缘下行，过臀部，沿大腿后外侧至腘中，与腰部下行的支脉会合，由此向下，过腓肠肌，至足外踝后，沿足背外侧缘到足小趾外侧端（至阴），交足少阴肾经。

（2）膀胱经主治概要：本经腧穴主治头目、项背、腰腿部病证，与背部十二俞穴相应的脏腑病证，热性病证，以及本经循行部位的病证。

3. 实训方法

（1）教师示教。

（2）学生每 2~3 人一组，分组练习足太阳膀胱经的经脉循行及常用腧穴的定位、主治和操作。

（3）教师点评：腧穴定位、受术者体位选择是否准确合理；持针姿势是否正确，针刺轻重是否合理以及熟练程度。

【实训作业】

1. 足太阳膀胱经主治的疾病有哪些？请简要说明。
2. 请叙述足太阳膀胱经的经脉循行路线，并归纳出其联系的脏腑。

（霍新慧）

实训十一　足少阴肾经

【实训目的】

1. 掌握肾经经脉的循行及常用腧穴。
2. 熟悉肾经经脉主治概要。

3. 全面了解足少阴肾经其他腧穴的定位、主治、操作。

【实训内容及方法】

1. 用物准备　人体腧穴模型,水笔。

2. 操作程序

（1）足少阴肾经的经脉循行:起于足小趾下,斜行足心（涌泉）,出舟骨粗隆之下,沿内踝后,进入足跟,上行小腿内侧后缘,至腘内侧,经大腿内侧后缘,入脊柱（长强）,属于肾,络于膀胱。直行者,从肾到肝,过横膈,入肺,沿喉咙到舌根。另一支脉,从肺出,络心,注入胸中,交手厥阴心包经。

（2）肾经主治概要:本经腧穴主治前阴、妇科、咽喉、肺、肾、神志方面病证,以及本经循行部位的病证。

3. 实训方法

（1）教师示教。

（2）学生每 2~3 人一组,分组练习足少阴肾经的经脉循行及常用腧穴的定位、主治和操作。

（3）教师点评:腧穴定位、受术者体位选择是否准确合理;持针姿势是否正确,针刺轻重是否合理以及熟练程度。

【实训作业】

1. 足少阴肾经的腧穴能主治哪些病证？为什么？

2. 请叙述足少阴肾经的经脉循行。

（霍新慧）

实训十二　手厥阴心包经

【实训目的】

1. 掌握手厥阴心包经的循行及常用腧穴。

2. 熟悉该经主治概要。

【实训内容及方法】

1. 用物准备　人体腧穴模型,水笔。

2. 操作程序

（1）手厥阴心包经的经脉循行:起于胸中,属于心包,向下过膈,从胸至腹历络上、中、下三焦。其支脉,从胸分出,至腋下,沿上臂内侧中线入肘窝,行前臂两筋之间,入掌中,出中指末端。另一支脉,从掌中分出,走向无名指端,交手少阳三焦经。

（2）心包经主治概要:本经腧穴主治心、胸、胃、神志病证,以及本经循行部位的病证。

3. 实训方法

（1）教师示教。

（2）学生每 2~3 人一组，分组练习手厥阴心包经的经脉循行及常用腧穴的定位、主治和操作。

（3）教师点评：腧穴定位、受术者体位选择是否准确合理；持针姿势是否正确，针刺轻重是否合理以及熟练程度。

【实训作业】

1. 简述手厥阴心包经腧穴的主治病证。

2. 请叙述手厥阴心包经的循行。

（霍新慧）

实训十三　手少阳三焦经

【实训目的】

1. 掌握手少阳三焦经的循行及常用腧穴。

2. 熟悉该经主治概要。

3. 全面了解该经其他腧穴的定位、主治和操作。

【实训内容及方法】

1. 用物准备　人体腧穴模型、水笔。

2. 操作程序

（1）手少阳三焦经的经脉循行：起于无名指尺侧端（关冲），经手背第四、五掌骨间，沿前臂外侧桡、尺骨之间，上过肘尖，再沿上臂外侧达肩，入锁骨上窝，布于胸中，络于心包，下过横膈，从胸至腹，历属上、中、下三焦。胸中支脉，从胸向上，出锁骨上窝，行颈外侧，沿耳后直上，达额角，再屈而下行面颊，至目眶下。另一支脉，从耳后入耳中，出走耳前，至目外眦，交足少阳胆经。

（2）三焦经主治概要：本经腧穴主治头面、耳目、咽喉、胸胁病证，热性病证，以及本经循行部位的病证。

3. 实训方法

（1）教师示教。

（2）学生每 2~3 人一组，分组练习手少阳三焦经的经脉循行及常用腧穴的定位、主治和操作。

（3）教师点评：腧穴定位、受术者体位选择是否准确合理；持针姿势是否正确，针刺力度是否合理以及熟练程度。

【实训作业】

1. 手少阳三焦经的主治概要。
2. 外关穴的定位及功能主治。

（霍新慧）

实训十四　足少阳胆经

【实训目的】

1. 掌握足少阳胆经的循行及常用腧穴。
2. 熟悉该经主治概要。
3. 全面了解该经其他腧穴的定位、主治和操作。

【实训内容及方法】

1. 用物准备　人体腧穴模型，水笔。
2. 操作程序

（1）胆经的经脉循行：起于目外眦，上达头角，下行耳后，再折上额角，向后沿颈下行到肩，交会于大椎，进入锁骨上窝。其支脉，从耳后入耳中，出耳前，至目外眦后方。另一支脉，从目外眦，下走面颊，与手少阳经会于眼眶下，经颊车，循颈入锁骨上窝，与前面的经脉相会，然后下入胸中，通过横膈，络于肝，属于胆，沿胁内，出于腹股沟，绕毛际，入髋关节处（环跳）。直行经脉，从锁骨上窝下行腋下，沿胸侧，过胁肋，下会前脉于髋关节处，下沿大腿外侧，至膝关节外缘，下行腓骨前，至腓骨下端，出外踝前，沿足背入第四趾外侧端（足窍阴）。足背支脉，从足背分出，沿第一、二跖骨之间，至足大趾外侧端，回贯趾甲，布于趾甲后丛毛中，交足厥阴肝经。

（2）胆经主治概要：本经腧穴主治头、耳、目、咽喉病证，肝胆病证，热性病证，神志病证，以及本经循行部位的病证。

3. 实训方法

（1）教师示教。

（2）学生每 2~3 人一组，分组练习足少阳胆经的经脉循行及常用腧穴的定位、主治和操作。

（3）教师点评：腧穴定位、受术者体位选择是否准确合理；持针姿势是否正确，针刺力度是否合理以及熟练程度。

【实训作业】

1. 简述足少阳胆经腧穴的主要病候。
2. 足少阳胆经在头颈部是怎样循行的？

（霍新慧）

实训十五　足厥阴肝经

【实训目的】

1. 掌握足厥阴肝经的循行，及其脏腑属络关系和与组织器官的联系。
2. 熟悉该经主治概要。

【实训内容及方法】

1. 用物准备　人体腧穴模型，水笔。
2. 操作程序

（1）足厥阴肝经的经脉循行：起于足大趾丛毛中（大敦），沿足背，过内踝前，上行胫骨内缘，至踝上八寸处交出足太阴脾经之后，上至膝内缘，沿大腿内侧上行，绕阴器，抵小腹，挟胃旁，属于肝，络于胆，过横膈，布胸胁，循喉至咽，上连目系，上额，至巅顶，与督脉会合。其支脉，从目下行面颊部，环绕唇内。另一支脉，从肝分出，通过横膈，上注于肺，交手太阴肺经。

（2）肝经主治概要：本经腧穴主治头目、胸胁、腹部、前阴、妇科、肝胆病证，以及本经循行部位的病证。

3. 实训方法

（1）教师示教。

（2）学生每 2~3 人一组，分组练习足厥阴肝经的经脉循行及常用腧穴的定位、主治和操作。

（3）教师点评：腧穴定位、受术者体位选择是否准确合理；持针姿势是否正确，针刺力度是否合理以及熟练程度。

【实训作业】

1. 请写出足厥阴肝经主治病候。
2. 请写出足厥阴肝经的循行及其联系的脏腑、器官。

（霍新慧）

实训十六　任脉

【实训目的】

1. 掌握任脉循行及常用腧穴。
2. 熟悉该经主治概要。

【实训内容及方法】

1. 用物准备　人体腧穴模型，水笔。

2. 操作程序

（1）任脉循行：起于胞中，下出会阴，前行阴阜，沿前正中线，上经腹、胸到达咽喉，上行环唇，沿面颊分行，至目眶下。

（2）任脉主治概要：本经腧穴主治胸腹、头面部病证，以及相应的内脏器官病证，某些腧穴具有强壮保健作用。

3. 实训方法

（1）教师示教。

（2）学生每2~3人一组，分组练习任脉的经脉循行及常用腧穴的定位、主治和操作。

（3）教师点评：腧穴定位、受术者体位选择是否准确合理；持针姿势是否正确，针刺力度是否合理以及熟练程度。

【实训作业】

1. 请叙述任脉的经脉循行及主治概要。

2. 请列出任脉中具有强壮作用的穴位，并描述其定位、主治。

（霍新慧）

实训十七　督脉

【实训目的】

1. 掌握督脉循行及常用腧穴。

2. 熟悉该经主治概要。

【实训内容及方法】

1. 用物准备　人体腧穴模型，水笔。

2. 操作程序

（1）督脉循行：起于胞宫，下出会阴，向后沿脊柱内上行，至项后入颅内，络脑，上行巅顶，沿头正中线，至前额，达鼻柱，止于上唇系带（龈交）处。

（2）督脉主治概要：本经腧穴主治腰背、头项部病证，神志、生殖方面病证，以及热性病证和相应的内脏病证。

3. 实训方法

（1）教师示教。

（2）学生每2~3人一组，分组练习督脉的经脉循行及常用腧穴的定位、主治和操作。

（3）教师点评：腧穴定位、受术者体位选择是否准确合理；持针姿势是否正确，针刺力度是否合理以及熟练程度。

【实训作业】

1. 叙述督脉的循行路线。
2. 为什么大椎穴是退热要穴？

（霍新慧）

实训十八　毫针刺法

【实训目的】

1. 掌握毫针刺法及行针方法等操作方法。
2. 掌握体位选择、腧穴定位、针具选择、持针、进针及行针、出针等流程。
3. 熟悉针刺不良反应的预防与处理方法。

【实训内容及方法】

1. 用物准备　治疗盘、一次性无菌针灸针（15mm、30mm、40mm、60mm）、碘伏、75%酒精、无菌棉球、棉签，必要时备浴巾、毛毯、屏风等。

2. 操作程序　教师示教：术前准备、持针、进针、行针、出针等操作。

（1）根据针刺腧穴，选取合理体位。

（2）腧穴定位，先用手指按压穴位，并询问受术者感觉。

（3）消毒进针部位及术者手指后，按腧穴部位和受术者胖瘦选取合适长度的针具，同时检查针柄是否松动、针身和针尖是否生锈弯曲带钩等。

（4）根据针刺部位及操作要求，选择相应进针方法，正确进针。

（5）当刺入穴位达到要求深度时，行针至得气，调节针感，留针。

（6）出针，一手按压针刺周围皮肤，一手持针柄缓慢捻动将针尖退至皮下后，快速拔出。根据需要可选择按压或不按压针孔。检查针数，防止遗漏。

3. 实训方法

（1）教师讲授并示教。

（2）学生每2~3人一组，分组练习毫针刺法及行针手法。

（3）教师巡视并指导学生操作。

（4）教师点评：体位选择、腧穴定位、针具选择、持针、进针、行针、出针等操作是否正确，以及毫针刺法的熟练程度。

【实训作业】

1. 单手进针法、双手进针法如何操作？
2. 行针补泻手法有哪些？
3. 针刺注意事项有哪些？晕针后如何处置？

（隋翠翠）

实训十九　常用推拿手法

【实训目的】

1. 掌握常用推拿手法的操作方法及要求。
2. 掌握常用推拿手法的适应部位。
3. 熟悉推拿疗法的适应证和操作过程中的注意事项。

【实训内容及方法】

1. 用物准备　按摩巾、按摩单、滑石粉（或其他润肤介质）、治疗盘、屏风等。

2. 操作程序　教师讲授并示教常用的推拿手法及操作要求。

（1）㨰法：用第五掌指关节背侧着力于施术部位，以前臂的旋转与腕关节的屈伸运动结合，使小鱼际和手背尺侧在施术部位进行连续不断的往返滚动，肩、腕关节要放松，肘关节自然屈曲，小指掌指关节背侧要吸定于体表，不能拖动、跳动、辗动，压力、节律、摆动幅度要均匀一致，频率为 120~160 次/min。

（2）推法：手指、掌或肘着力于体表施术部位上，进行单方向的直线移动，着力部位要紧贴体表，用力要稳，速度要缓慢均匀。

（3）拿法：用拇指与其余四指或与示、中两指螺纹面相对用力在颈肩、四肢部位进行有节律的提拿，腕关节要放松，力度需由轻到重再由重渐轻，动作要连绵柔和而有节奏。

（4）按法：用手掌、拇指或肘尖等部位着力，垂直按压于施术部位，用力下按，按而留之，用力要由轻到重、稳而持续，使压力充分渗透组织深层，操作结束时缓慢撤力。

（5）摩法：用手掌掌面或手指指腹着力于施术部位，以腕部连同前臂，做有节奏的环旋抚摩活动，腕关节放松，肘关节微屈，着力部位紧贴体表，压力均匀缓慢，频率为 80~120 次/min。

（6）揉法：用手掌大鱼际、掌根或手指指腹着力于施术部位，带动该处的皮下组织，做轻柔缓和的环旋转动，动作要协调有节律，幅度从小到大，频率为 100~150 次/min。

（7）摇法：用一手附于被摇关节的近端肢体，另一手握住关节远端肢体，使关节做被动、和缓的环旋运动，摇动幅度要在关节生理活动范围内或在病人能够忍受的范围内由小渐大，用力要平稳，动作需缓和。

（8）搓法：用双手掌面着力于施术部位，相对用力做交替或往返快速搓动，双手用力要对称，搓动要快，移动要慢，紧搓慢移。

（9）捏法：用拇指和示、中两指相对将皮肉捏起，双手交替做连续的捻动推进。或用示指中节与拇指指腹相对用力，捏提皮肉做双手交替捻动推进的动作。

（10）抖法：用双手或单手握住患肢远端，稍用力做连续的小幅度、高频率的上下抖动，频率为 160~180 次/min。

3. 实训方法

（1）教师以学生为施术对象进行讲授和示教。

（2）学生每2人一组，分组练习常用推拿手法。

（3）教师巡视，有操作不当的及时给予纠正。

（4）教师点评：评价推拿部位和使用手法是否正确，学生对推拿手法操作要领的理解和掌握情况。

【实训作业】

1. 常用的推拿手法有哪些？
2. 滚法、拿法、抖法等适用于什么部位及病症？

（隋翠翠）

实训二十　灸法

【实训目的】

1. 掌握常用灸法的操作方法。
2. 熟悉艾炷灸、艾条灸的适用范围及注意事项。

【实训内容及方法】

1. 用物准备　艾绒、艾条、凡士林、生姜、大蒜、食盐、打火机、酒精灯、镊子、毫针、艾炷制作模具、治疗盘等。

2. 操作程序

（1）艾炷灸

1）根据需要制作大小适宜的艾炷；大蒜、生姜切3mm厚片并扎孔；选择适合体位。

2）直接灸：在施术部位涂以少量凡士林，将艾炷置于施术部位点燃，燃至2/5左右时或感到灼热时，用镊子取出余下的艾炷，更换新的艾炷再灸，一般每穴灸3~7壮。

3）间接灸：在施术部位涂以少量凡士林，取蒜片或生姜片置于施术部位，上面放艾炷，点燃，每穴施灸3~7壮。灸毕清洁局部皮肤。

（2）艾条灸：选择体位，定位施术部位，点燃艾条。

1）温和灸：对准施术部位2~3cm处进行烤灸，使局部有温热感而无灼痛为宜，每处灸5~15分钟，至皮肤红润为度。

2）雀啄灸：对准施术部位，像鸟雀啄食状，一上一下移动熏灸，每处灸3~5分钟。

3）回旋灸：在施术部位做上下、左右直线往返或回旋烤灸，每处可灸20~30分钟。

3. 实训方法

（1）教师讲授并示教。

（2）学生每2人一组练习灸法。

（3）教师巡视指导并对于学生制作艾炷的熟练程度，艾炷放置位置、更换时机的把握及艾条灸的动作是否规范进行点评。

【实训作业】

1. 试述不同灸法的操作方法及适应证。

2. 灸法的禁忌证有哪些？

（隋翠翠）

实训二十一　刮痧法

【实训目的】

1. 掌握刮痧疗法的操作方法及流程。

2. 熟悉身体各部位的刮痧顺序和方法。

3. 了解不同部位不同体质的出痧情况。

【实训内容及方法】

1. 用物准备　治疗盘、刮具、刮痧油、湿巾、棉球，必要时备浴巾、毛毯、屏风等。

2. 病人准备　协助病人采取合理体位，暴露刮痧部位并注意保暖。

3. 操作程序

（1）选择部位：头部、颈部、背部、四肢等。

（2）清洁皮肤，涂抹刮痧油，单方向反复刮动，力度适宜，手法规范，次数一般为 20 次左右，逐个部位分别演示。根据部位不同，可刮至皮肤潮红或出现紫红色斑点、斑块，次序由上至下、先内后外。

4. 实训方法

（1）老师讲授和演示。

（2）学生每 2~3 人一组，分组练习刮痧的操作方法。

（3）教师巡视：对操作不规范的学生给予指导并纠正。

（4）教师点评：评价刮痧疗法操作是否正确，力度是否合理。头部、颈部、背部、四肢等各部位刮痧方法是否掌握。

【实训作业】

刮痧疗法有哪些作用？操作时要注意什么？

（隋翠翠）

实训二十二　拔罐法

【实训目的】

1. 掌握拔罐法的适用范围及操作方法。

2. 熟悉拔罐疗法的注意事项及禁忌证。

【实训内容及方法】

1. 用物准备　玻璃罐、刮痧油、镊子或止血钳、毫针、治疗盘、95% 酒精棉球、打火机、纱布块、卫生纸等，必要时准备毛毯、屏风等。

2. 操作程序

（1）罐的吸附方法：将罐吸附在体表的方法。

1）闪火法：用镊子夹住 95% 酒精棉球，点燃后伸入罐内，在罐内迅速绕 1~2 周后将火退出，并迅速将罐扣在施术部位。

2）投火法：将纸片或 95% 酒精棉球点燃后投入罐内，迅速将罐扣在施术部位。

3）架火法：取一不易燃烧及传热的块状物，上置 95% 酒精棉球，放在应拔的部位上，点燃后迅速将罐扣上。

4）贴棉法：将蘸有 95% 酒精的棉球或纱布，贴在罐的中下段或底部，点燃后迅速扣在施术部位。

（2）罐的使用方法

1）闪罐：用闪火法将罐拔上后立即取下，反复操作，以皮肤潮红、充血为度。

2）走罐：先在罐口或皮肤上涂抹适量润滑剂，用闪火法拔罐后，手推罐体，使之在皮肤上循经往返移动，以皮肤潮红、充血，甚或瘀血为度。

3）留罐：拔罐后将罐留置于施术部位 10~15 分钟。

4）留针拔罐：在针刺得气后，留针过程中，以留针处为中心拔罐。

5）刺血拔罐：在刺血部位拔罐，加强刺血的疗效。

（3）起罐方法：一手握住罐具，另一手按压罐口边缘皮肤，使空气进入罐内，即可取下。

3. 实训方法

（1）老师讲授和演示。

（2）学生每 2~3 人一组，分组练习拔罐操作，教师巡视并指导。

（3）教师点评：学生拔罐操作是否正确，对罐的吸附方法、运用方法掌握是否熟练。

【实训作业】

1. 拔罐法有什么作用？

2. 拔罐操作时要注意哪些事项？

（隋翠翠）

实训二十三　三棱针法

【实训目的】

1. 掌握三棱针法的操作方法。

2. 熟练操作三棱针的点刺法、散刺法、刺络法、挑刺法。

【实训内容及方法】

1. 用物准备　消毒三棱针、碘伏、棉签、棉球、无菌持物镊及罐、清洁弯盘、治疗盘，必要时准备毛毯、屏风等。

2. 操作程序

（1）根据施术部位，选择合适体位。

（2）局部皮肤进行消毒，消毒手指。

（3）检查三棱针针尖是否锐利。

（4）应用三棱针进行针刺

1）点刺法：在预定针刺部位上下推按，使之充血；常规消毒后，左手拇、示、中三指夹紧点刺部位，右手持针，迅速刺入 2~3mm，快进快出，轻轻挤压针孔，使出血少许或挤出液体少许，然后用消毒干棉球压住针孔止血或将液体及时擦去。为刺出血液或液体，点刺穴位的深度不宜太浅。

2）散刺法：右手持三棱针在病变局部的周围，由病变外围向中心环形点刺，根据病变部位大小的不同，可点刺 10~20 针。

3）刺络法：以橡皮管结扎于针刺部位上端（近心端），然后消毒。左手拇指压在被针刺部位下端，右手持三棱针对准针刺部位的静脉，刺入 2~3mm，迅速将针退出，使其流出少量血液，出血停止后，用消毒棉球按压针孔。

4）挑刺法：用左手按压施术部位两侧，或挟起皮肤，使皮肤固定，右手持针迅速刺入皮肤 1~2mm，随即将针身倾斜挑破皮肤，使之出少量血或少量黏液。

（5）观察皮肤出血情况，必要时消毒后用无菌纱布覆盖包扎。

3. 实训方法

（1）教师示教。

（2）学生每 2~3 人一组，分组练习三棱针法。

（3）教师点评：叩刺部位、受术者体位选择是否合理，持针姿势是否正确，针刺轻重是否合理以及熟练程度。

【实训作业】

1. 三棱针针刺手法如何操作？

2. 简述三棱针法的适应证。

（贾建昌）

实训二十四　皮肤针法

【实训目的】

1. 掌握皮肤针法的操作方法。

2. 熟练操作皮肤针叩刺。

【实训内容及方法】

1. 用物准备　消毒皮肤针、碘伏、棉签、棉球、无菌持物镊及罐、清洁弯盘,必要时准备毛毯、屏风等。

2. 操作程序

(1) 根据叩刺部位,选择合适体位。

(2) 对叩刺部位皮肤进行消毒。

(3) 检查针具:检查针尖是否平齐无钩,针柄与针尖连接处是否牢固。

(4) 手握针柄后端,示指伸直压在针柄中段,针尖对准叩刺部位,使用腕力,将针尖垂直叩刺在皮肤上,并迅速弹起,反复进行,一般为 70~90 次/min,叩击时针尖与皮肤必须垂直,弹刺要准确,强度要均匀,也可根据病情选择不同的刺激强度。

(5) 叩刺完毕,观察局部皮肤情况,再次消毒局部皮肤。

3. 实训方法

(1) 教师示教。

(2) 学生每 2~3 人一组,分组练习皮肤针叩刺。

(3) 教师点评:叩刺部位、受术者体位选择是否合理,持针姿势是否正确,叩刺方法、叩刺轻重是否合理。

【实训作业】

1. 皮肤针叩刺如何操作?

2. 简述皮肤针法的适应证。

（贾建昌）

实训二十五　皮内针

【实训目的】

1. 掌握皮内针的操作方法。

2. 熟练操作揿钉式皮内针、颗粒式皮内针的针刺。

【实训内容及方法】

1. 用物准备　消毒皮内针、碘伏、棉签、棉球、无菌持物镊、清洁弯盘,必要时准备毛毯、屏风等。

2. 操作程序

(1) 根据施术部位,选择合适体位。

(2) 对局部皮肤进行消毒,并消毒手指。

(3) 检查皮内针针尖是否锐利。

（4）应用皮内针进行针刺

1）揿钉式皮内针：常规皮肤消毒，用镊子夹住针柄，将针尖对准穴位，垂直刺入，然后以 1.0cm×1.0cm 胶布将针柄固定于皮肤，要求圆环平整地贴在皮肤上，并用指腹按压，无刺痛即可。

2）颗粒式皮内针：常规皮肤消毒，以左手拇、示指按压穴位上下皮肤，稍用力将针刺部皮肤撑开固定，右手用镊子的尖端夹持皮内针圆环中的针体，对准腧穴与皮肤呈 15° 角横刺入皮内 5~8mm，皮内针之方向与经脉走向成十字交叉，循行是自上而下，针则自左向右，或自右向左的横刺。皮内针刺入皮内后，在露出皮外部分粘贴一块小方形（1.0cm×1.0cm）胶布，再用一条较前稍大的胶布固定。

（5）针刺结束，起针后，应观察皮肤情况，再次予以局部皮肤消毒。

3. 实训方法

（1）教师示教。

（2）学生每 2~3 人一组，分组练习皮内针针刺。

（3）教师点评：针刺部位、受术者体位选择是否合理，进针手法是否正确，针刺角度、针刺深度是否合理。

【实训作业】

1. 皮内针如何操作？

2. 简述皮内针的适应证。

（贾建昌）

实训二十六　电针法

【实训目的】

1. 掌握电针的操作方法。

2. 了解其注意事项。

【实训内容及方法】

1. 用物准备　消毒针盘、碘伏、棉签、棉球、电针仪、无菌持物镊、清洁弯盘，必要时准备毛毯、屏风等。

2. 操作程序

（1）根据施术部位，选择合适体位。

（2）局部皮肤进行消毒，消毒手指。

（3）检查针灸针针尖是否锐利。

（4）应用电针进行操作

1）选穴：电针选穴处方配穴与针刺法相同，可按经络、脏腑辨证选穴，也可以结合神经的分布，选取有神经干通过的穴位及肌肉神经运动点，同时按电流回路要求，电针选穴宜成对。

2）毫针刺入所选穴位得气后，将电针仪的输出线分别夹持在毫针针体上。每一对输出电极最好连接同一侧的两个穴位。把电针仪的输出电位器调至0，再打开电源开关，选择所需的频率和强度。

3）治疗结束，先将输出电位器退至0位，然后关闭电源开关，以避免关闭电源时产生突然增强的电刺激，再撤去导线，将毫针轻轻捻动几下后拔出。

（5）操作结束后，应观察皮肤情况，必要时予以局部皮肤消毒。

3. 实训方法

（1）教师示教。

（2）学生每2~3人一组，分组练习电针操作。

（3）教师点评：选穴、电针参数、受术者体位选择是否合理，仪器操作顺序是否正确，治疗强度、针刺深度是否合理。

【实训作业】

1. 电针如何操作？

2. 简述电针的适应证。

（贾建昌）

实训二十七　耳穴疗法

【实训目的】

1. 掌握耳穴的毫针刺法、压丸法。

2. 了解其注意事项。

【实训内容及方法】

1. 用物准备　耳穴模型、2% 碘酒、75% 乙醇、棉签、消毒棉球、耳穴探棒、0.5 寸毫针、耳压板、王不留行籽、消毒镊子、胶布、剪刀等。

2. 操作程序

（1）毫针刺法：选定刺激点后，以探棒或针柄稍用力按压做一标记，先用 2% 碘酒消毒，再用 75% 乙醇脱碘，左手拇、示指固定耳郭，中指托着针刺部位，右手持 0.5 寸毫针180° 顺时针方向捻转刺入，深度以穿入软骨但不透过对侧皮肤为度。施以小幅捻转，留针时间一般为 20~30 分钟。起针时，左手托住耳背，右手快速起针，然后用消毒干棉球压迫针孔，以防出血。

（2）压丸法：耳穴皮肤用 75% 乙醇消毒后，取王不留行籽 1~2 粒附在 0.6cm×0.6cm 的胶布中央，用镊子夹住贴敷在耳穴上，并按摩数次，使耳郭有热胀感。

（3）操作结束后，应观察耳部皮肤情况，必要时进行常规消毒，以防感染。

3. 实训方法

（1）教师示教。

（2）学生每2~3人一组，分组练习耳穴毫针刺法、压籽法的操作。

（3）教师点评：选穴、操作手法、进针方向、针刺深度是否合理。

【实训作业】

1. 耳穴压丸如何操作？

2. 简述耳穴压丸的常用病证。

（贾建昌）

实训二十八　穴位注射疗法

【实训目的】

1. 掌握穴位注射的操作方法。

2. 了解其注意事项。

【实训内容及方法】

1. 用物准备　消毒针盘、2%碘酒、75%乙醇、棉签、消毒棉球、一次性注射器及注射针头、复方当归注射液（或其他药物）、消毒镊子等。

2. 操作程序

（1）根据施术部位，选择合适体位。

（2）局部皮肤进行消毒，消毒手指。

（3）检查注射器针尖是否锐利。

（4）进行穴位注射疗法操作

1）选穴：可根据针具治疗时的处方原则辨证取穴，但作为本法的特点，选取肌肉较丰满的部位进行穴位注射，常结合经络、穴位按诊法以选取阳性反应点，一般每次2~4穴。

2）选择适宜的消毒注射器和针头，抽取适量的药液，在穴位局部消毒后，右手持注射器对准穴位或阳性反应点，快速刺入皮下，然后将针缓慢推进，达到一定深度后产生得气感应，如无回血，便可将药液注入。如所用药液较多时，可由深至浅，边推药液边退针，或将注射针向几个方向注射药液。

（5）操作结束后，应观察皮肤出血情况，给予按压止血，必要时给予局部皮肤消毒。

3. 实训方法

（1）教师示教。

（2）学生每2~3人一组，分组练习穴位注射疗法的操作。

（3）教师点评：选穴、操作手法、进针方向、针刺深度是否合理。

【实训作业】

1. 穴位注射疗法如何操作？
2. 简述穴位注射疗法的常用病证。

（贾建昌）

实训二十九　熏洗疗法

【实训目的】

1. 熟悉熏洗疗法操作方法。
2. 了解其注意事项。

【实训内容及方法】

1. 用物准备　治疗盘、药液、熏洗盆（根据部位不同，也可备坐浴椅、有孔木盖浴盆及洗眼杯等）、水温计、必要时准备屏风、浴巾及换药用品等。

2. 操作程序

（1）备齐用物，携至床旁，做好解释，取得病人配合。

（2）根据熏洗部位协助病人取得合适体位，暴露熏洗部位，必要时屏风遮挡，冬季注意保暖。

（3）进行熏洗操作

1）全身熏洗法：将煎好药汤倒入浴盆中，进行全身淋浴，或将药汤倒入大木桶（或大水缸）内，桶内放一小木凳，高出水面3cm左右，病人坐在小木凳上，用布单或毯子从上面盖住（仅露头部在外面，勿使热气外泄），待药汤不烫人时，取出小木凳，病人再浸泡于药汤内淋浴，以出汗为度。熏洗完毕后，擦干全身并用浴巾盖住，卧床休息。

2）四肢熏洗法：将煎好的药物趁热倾入盆中，将患肢架于盆上，用浴巾围盖患肢及盆或桶，使蒸汽熏蒸患部，待药液不烫时，将患部浸入药液中泡洗，熏洗完毕后用干毛巾轻轻擦干，避风。

3）眼熏洗法：将煎好的药汤趁热倾入盆中，病人取坐位，可向前微弯腰，面向药汤，两眼紧闭，用布单将脸盆口盖严，勿使热气外泄；或将煎好的药汤趁热注入保温瓶内，病人将患眼对准瓶口先熏，待药液降温至不烫手时，用消毒棉花或消毒纱布蘸药液热洗患眼；也可用洗眼杯盛温热药汤（约为全杯容积的2/3），病人先低头，使洗眼杯口紧扣在患眼上，接着紧持洗眼杯随同抬头，不断开合眼睑，转动眼球，使眼部与药汤接触。如患眼分泌物过多，应用新鲜药液多洗几次，熏洗完毕后，用干毛巾轻轻擦干眼部，然后闭目休息5~10分钟。

4）坐浴熏洗法：将煎好的药汤趁热倒入盆内，在盆上放置横木架，病人暴露臀部坐在横木架上进行熏疗；或用坐浴椅，把盆放在椅子下熏疗。待药汤不烫手时，把臀部浸入盆中泡洗。

（4）操作结束后，应观察皮肤情况，必要时给予护理。

3. 实训方法

（1）教师示教。

（2）学生每 2~3 人一组，分组练习熏洗疗法的操作。

（3）教师点评：药物温度、操作顺序、物品使用情况是否合理。

【实训作业】

1. 熏洗疗法如何操作？

2. 简述常用熏洗疗法的分类。

（贾建昌）

实训三十　敷药疗法

【实训目的】

1. 熟悉敷药疗法操作方法。

2. 了解其注意事项。

【实训内容及方法】

1. 用物准备　治疗盘、消毒液、治疗药物、消毒棉垫、消毒纱布、胶贴、胶布、治疗碗、调和剂等。

2. 操作程序

（1）根据病情，选相应的穴位或部位。

（2）取病人舒适、医者便于操作的治疗体位。

（3）进行敷药疗法操作

1）局部皮肤消毒。

2）将药物捣烂或磨粉，平摊于棉垫上。

3）取一块大小相等的棉纸或纱布覆盖在药物上，将四边往里折叠整齐。

4）清洁局部，将药物敷贴于患处，用胶布或绷带固定。

（4）操作结束后，应观察皮肤情况，必要时给予护理。

3. 实训方法

（1）教师示教。

（2）学生每 2~3 人一组，分组练习敷药疗法的操作。

（3）教师点评：药物部位或穴位、操作顺序、物品使用情况是否合理。

【实训作业】

1. 敷药疗法如何操作？

2. 简述常用敷药疗法的常用病证。

（贾建昌）

实训三十一　热熨疗法

【实训目的】

1. 熟悉热熨疗法操作方法。
2. 了解其注意事项。

【实训内容及方法】

1. 用物准备　治疗盘、消毒液、热熨包（根据病情选择合适的热熨包）、微波炉、温度计等，必要时备浴巾、保暖毛巾、屏风等。
2. 操作程序
（1）根据病情，取合适体位并暴露局部皮肤。
（2）将热熨包放入微波炉加热2~3分钟，取出待温度适宜，置于病人相应部位或穴位热熨，每次热熨20~30分钟，可重复使用。
（3）操作过程中，随时询问病人感受，注意观察病人对热感应及局部皮肤情况。
（4）治疗结束后清洁局部皮肤，整理用物。
3. 实训方法
（1）教师示教。
（2）学生每2~3人一组，分组练习热熨疗法的操作。
（3）教师点评：治疗部位或穴位、操作顺序、物品使用情况是否合理。

【实训作业】

1. 热熨疗法如何操作？
2. 简述常用热熨疗法的常用病证。

（贾建昌）

学习指导

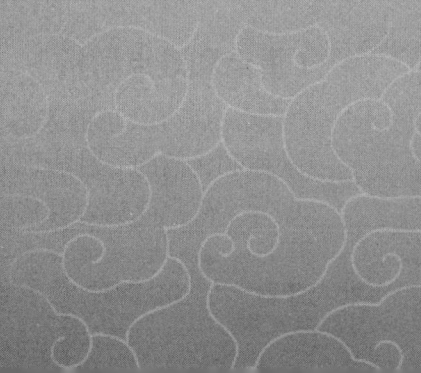

第一章 | 绪论

【内容要点】

1. 概念

（1）整体观念：人体是一个有机整体，构成人体的各个组成部分之间在生理上是相互协调的、在病理上是相互影响的；同时，人体与环境之间也是一个密切相关的整体。这种机体自身的整体性和内外环境统一性的思想，称之为中医学的整体观念。

（2）辨证论治：辨证就是将望、闻、问、切四诊所收集的症状与体征，通过分析、综合，辨清其疾病的病因、性质、部位和邪正之间的关系，从而概括判断为某种证候。论治，就是根据辨证的结果，确定相应的治疗原则和方法。

（3）病：是疾病的简称，是指有特定病因、发病形式、病变机制、发病规律和转归的一种病理过程。

（4）症：是指疾病所反映出来的孤立的病情。

症：包括症状与体征，是疾病的临床表现，即病人的主观的异常感觉或病态变化。

（5）证：是指证候，是疾病发展过程中某一阶段的病理概括，包括病变的原因、部位、性质、病势、邪正关系等。

（6）同病异治：同一疾病因发病时间、病人机体反应性及疾病发展阶段的不同，可以出现不同的证候，因此治疗方法亦不同。

（7）异病同治：不同的疾病有时在其发展过程中，却可以出现相同的证候，因此，治疗方法可以相同。

2. 恒动观念是指在研究生命、健康和疾病等医学问题时，应持有运动的、变化的、发展的观点，而不可拘泥于一成不变的、静止的、僵化的观点。

3. 三因制宜泛指顾护生命的措施，同时考虑具体的时间、地点和个体差异，来选择最适宜的养生、治疗、康复措施。

4. 未病先防就是在疾病未发生之前，采取各种措施来预防疾病的发生。

【重点和难点解析】

1. 病、症、证的区别　病是疾病的简称，是指有特定病因、发病形式、病变机制、发病规律和转归的一种病理的过程。症包括症状与体征，是疾病的临床表现，即病人的主观的异常感觉或病态变化。证是指证候，是疾病发展过程中某一阶段的病理概括，包括病变的原因、部位、性质、病势、邪正关系等。证比症状更全面、更深刻、更正确地揭示了疾病的本质，也比"病"更具体、更贴切，能将症状与疾病联系起来，揭示症状与疾病之间的内在联系。

2. 病与证的关系　在辨证论治中，必须掌握病与证的关系，既要辨病，又要辨证，辨病和辨证相结合，而辨证更重于辨病。

3. 同病异治和异病同治　同病异治是指同一种疾病可能分为几种证型，治疗方法不同。异病同治是指不同的疾病可以出现相同的证候，则可采用相同的治疗方法。这反映了辨证论治的精神实质。

【方法指津】

1. 整体观念是中医学的一大特色。要从人体自身的整体性和内外环境的统一性两个方面进行理解。自身的整体性要从全身各个部位的生理联系和病理影响两方面来理解；内外环境的统一性要从人与自然环境的相适应、社会环境对人体生理病理的影响两方面来理解。

2. 在理解病、症、证三者的区别时，最好结合病案分析。

【测试习题】

一、名词解释

1. 整体观念

2. 辨证论治

3. 证

4. 同病异治

5. 异病同治

二、填空题

1. 三因制宜包括＿＿＿＿＿＿＿＿、＿＿＿＿＿＿＿＿和＿＿＿＿＿＿＿＿。

2. 同病异治和异病同治反映了＿＿＿＿＿＿＿＿精神实质。

三、选择题

A1 型题

1. 中医学整体观念的内涵是

　　A. 人体是一个有机的整体

　　B. 自然界是一个整体

　　C. 五脏与六腑是一个有机整体

　　D. 人体是一个有机整体，人与自然相统一

　　E. 脏腑肢体官窍联结成一个整体

2. 不同的疾病，在其发展过程中，由于发生了相同的病理变化，出现了具有相同性质的证，因而采用了相同的治疗方法，称为

　　A. 治病求本　　　　　　B. 辨证求因　　　　　　C. 同病异治

　　D. 异病同治　　　　　　E. 三因制宜

3. 与辨证论治精神实质一致的是

    A. 异病异治   B. 同病同治   C. 整体观念

    D. 异病同治   E. 对症治疗

A2 型题

4. 李先生，23 岁。感受风寒，症见恶寒发热、流清涕，舌淡苔白，脉浮紧，用解表散寒的麻黄汤治疗两剂后，又出现咽干肿痛、大便干结、声音嘶哑，再加之清热泻火药，两种治疗体现了

    A. 阴阳互根   B. 整体观念   C. 辨证论治

    D. 阴阳消长   E. 阴阳相互制约

A3 型题

（5~7 题共用题干）

于先生，41 岁。因恶寒发热、咳嗽来诊。诉前晚因贪凉多吹空调，昨天始感咽干咽痛、咳嗽，今起渐感烦热、出汗、微恶寒、咳嗽加剧、咳少量黄痰。舌红，苔薄黄，脉浮数。精神、饮食欠佳。T 38.7℃，P 94 次 /min。

5. 如果你来治疗该病人，最应关注病人的

    A. 何系统患病   B. 何证型   C. 何症状

    D. 何脏器患病   E. 何时患病

6. 中医诊断该病人为风热感冒，你认为

    A. 治法同于风寒感冒   B. 治法同于气虚感冒   C. 治法同于阳虚感冒

    D. 宜清热解表   E. 感冒治法皆相同

7. 服药 4 天后，病人其他症状改善，咳嗽迁延十多天，到针灸科治疗，针刺手掌部鱼际穴和腕上列缺穴后咳止。关于针刺手掌部穴位治疗咳嗽，以下说法最准确的是

    A. 体现了中医学的辨证论治

    B. 体现了中医学的整体观念

    C. 体现了中医学的辨病论治

    D. 治咳嗽最宜用针灸法

    E. 治咳嗽必须服药与针灸合用

四、简答题

简述病、证、症的区别。

五、论述题

试论人体是一个有机整体。

【参考答案】

一、名词解释

1. 中医学认为，人体是一个有机整体，构成人体的各个组成部分之间在生理上是相互协调的、在病理上是相互影响的；同时，人体与环境之间也是一个密切相关的整体。

2. 辨证就是将望、闻、问、切所收集的症状与体征，通过分析、综合，辨清疾病的病因、性质、部位和邪正之间的关系，从而概括判断为某种证候。论治，就是根据辨证的结

果,确定相应的治疗原则和方法。

3. 证是指证候,是疾病发展过程中某一阶段的病理概括。

4. 同病异治是指同一个疾病由于证候不同,其治疗的原则和方法也不同。

5. 异病同治是指不同的疾病出现了相同的证候,就可以采用相同的治疗方法。

二、填空题

1. 因人制宜　因时制宜　因地制宜

2. 辨证论治

三、选择题

1. D　　　2. D　　　3. D　　　4. C　　　5. B　　　6. D　　　7. B

四、简答题

答:病是指有特定病因、发病形式、病机、发病规律、临床表现及转归的一个完整的过程。症包括症状与体征,是疾病的临床表现,即病人的主观的异常感觉或病态变化。证是指证候,是机体在疾病发展过程中某一阶段的病理概括。

五、论述题

答:中医学认为,人体是由心、肝、脾、肺、肾五脏,胆、小肠、胃、大肠、膀胱、三焦六腑,皮、脉、肉、筋、骨五体以及目、舌、口、鼻、耳、前后二阴诸窍组成的统一整体。这种人体整体的统一性是以五脏为中心,一脏、一腑、一体、一窍构成一个小系统,以五脏为首形成的五小系统组成一个大系统,从而构成了一个极其合理完善的有机整体。各组成部分之间通过经络相互联系在生理上协调一致,在病理上互相影响。

（张　虹）

第二章 | 主要学说

【内容要点】

1. 概念

（1）阴阳：是对自然界中相互关联的事物或现象对立双方属性的概括。

（2）五行：指木、火、土、金、水五种物质及其运动变化。

（3）五行相生：指木、火、土、金、水之间的依序滋生、促进、助长的关系，其次序是木生火，火生土，土生金，金生水，水生木。

（4）五行相克：指木、火、土、金、水之间存在着有序的递相克制、制约的关系，其次序是木克土，土克水，水克火，火克金，金克木。

（5）五行制化：指五行之间既相互化生，又相互制约，以维持平衡协调的关系。

（6）五行相乘：指五行中某一行对其所胜一行的过度克制，其次序与相克相同，即木乘土，土乘水，水乘火，火乘金，金乘木。

（7）五行相侮：指五行中某一行对其所不胜一行的反向克制，即反克，又称"反侮"，其次序是木侮金，金侮火，火侮水，水侮土，土侮木。

（8）母子相及：包括母病及子和子病及母，都属于相生关系的异常。

（9）藏象：是指藏于体内的内脏及其表现于外的生理病理现象和与之相关的自然界应象。

（10）神：广义之神，是指人体生命活动的外在表现；狭义之神，是指人的精神、意识、思维活动。

（11）肺朝百脉：是指全身的血液都通过血脉聚会于肺，通过肺的呼吸，吸进自然界的清气，呼出浊气，进行清浊之气的交换，然后将富含清气的血液通过百脉输送到全身。

（12）心为五脏六腑之大主：是指心为君主之官，藏神，主宰人体整个生命活动。

（13）奇恒之腑：奇，异；恒，常；即不同于六腑的腑。奇恒之腑包括脑、髓、骨、脉、胆、女子胞。它们形体中空似腑，功能主藏精气似脏，似腑而非腑，似脏而非脏，故称为奇恒之腑。

（14）三焦：有两个概念，一是指六腑之一，具有通行元气、运行水液的作用；二是指上焦、中焦、下焦三个部位，上焦包括心与肺，中焦包括脾、胃、肝、胆，下焦包括小肠、大肠、肾、膀胱、女子胞、精室。

（15）精：又称精气，是气之精华，是指存在于宇宙中气的极精微物质。中医学的精，是指有形的精微物质，是构成人体和维持人体生命活动的最基本精微物质。

（16）血：是循行于脉中富有营养的红色液态物质。

（17）津液：是人体内一切正常水液的总称，包括各脏腑组织器官内的液体及其正常的分泌物。

（18）元气：又称"原气""真气"，是人体最根本、最重要的气，是人体生命活动的原动力。

（19）宗气：是积于胸中之气，是以肺吸入的自然界清气与脾胃运化的水谷精气为主要组成部分，相互结合而成。

（20）营气：是行于脉中且富有营养作用之气，又称为"荣气"。

（21）卫气：是行于脉外且具有保卫作用的气。

（22）津血同源：津液和血都来源于饮食的精气，均有滋润和濡养作用，并能相互滋生、相互转化，故曰"津血同源"。

（23）情志：是指人的精神意识对外界事物的反应，包括喜、怒、忧、思、悲、恐、惊等七种情志活动，简称七情。

（24）体质：又称禀赋、禀质、气禀、形质、气质等，即人体的质量。体质是指人体在先天遗传和后天获得的基础上所形成的形体和功能相对稳定的固有特性。它包括在生长、发育过程中所形成的与自然、社会环境相适应的人体形态结构、生理功能和心理因素综合相对稳定的固有特征。

2. 阴阳学说的基本内容　阴阳之间存在相互交感、对立制约、互根互用、消长平衡及相互转化的关系，这些关系是从不同的角度来说明阴阳之间的相互关系及其运动规律的，它们之间不是孤立的而是互相联系的。阴阳相互交感是阴阳最基本的前提，阴阳对立的两个侧面，必须以对方的存在为自己存在的前提，对立面的消长运动是绝对的，对立面的平衡则是相对的。阴阳的消长运动在一定的条件下可以产生质的飞跃，从而导致阴阳的转化。

3. 阴阳学说在中医学中的应用

（1）说明人体的组织结构：可以根据人体的脏腑、经络等组织结构所在的上下、内外、表里、前后等相对部位、相对的功能活动的特点来划分其阴阳属性。

（2）说明人体的生理功能：人体正常的生理活动，是阴阳两个方面保持对立统一的协调关系的结果。若阴阳失去平衡，出现偏盛偏衰则为病理状态，而一旦阴阳不能相互依附、相互为用而分离，其生命活动也就因此而告终。

（3）说明人体的病理变化：用阴阳的消长失调来说明正邪之间的斗争。

阴阳偏盛：

阳邪致病→为阳盛伤阴的实热证。

阴邪致病→为阴盛伤阳的实寒证。

阴阳偏衰：

阳虚不能制阴→为阳虚阴盛的虚寒证。

阴虚不能制阳→为阴虚阳盛的虚热证。

阴阳互损：阴损及阳致阴阳两虚，阳损及阴致阴阳两虚。

阴阳转化：在一定条件下，阳证与阴证相互转化。

（4）用于疾病的诊断：由于疾病发生、发展、变化的内在原因是阴阳失调，所以任何疾病的四诊和辨证都可用阴阳来加以概括说明。

（5）用于疾病的治疗：①归纳药物的性能。用阴阳来归纳药性、分析五味等。②确定治疗原则。虚则补之，如"壮水之主，以制阳光""益火之源，以消阴翳"；实则泻之，如"热者寒之""寒者热之"。

4. 五行的特性　水曰润下，火曰炎上，木曰曲直，金曰从革，土曰稼穑。

5. 五行学说在中医学中的应用

（1）说明五脏的生理功能特点及其相互关系：五行学说将人体的内脏分别归属于五行，以五行的特性来说明五脏的生理功能，用五行生克制化理论来说明脏腑功能的内在联系。

（2）说明五脏病变的相互影响：五脏在病理上相互影响，其传变规律可分为相生关系的传变：包括"母病及子"和"子病及母"两个方面；还有相克关系的传变：包括"相乘"和"相侮"两个方面。

（3）用于疾病的诊断和治疗：①诊断疾病。五行学说以五色、五味、脉象等事物属性的五行归类和生克乘侮规律确定五脏病变的部位。②指导脏腑用药。根据药物的五色、五味与五脏的联系，运用药物治疗脏腑病变。③控制疾病传变。根据五行的生克乘侮规律，来调整其太过和不及，其太过者，泻之；不及者，补之，以防止其进一步传变。④确定治则治法。根据五行学说中相生和相克关系确定治则和治法。

6. 五脏六腑的总体功能及特点　五脏多为实体性器官，其生理功能是化生和贮藏精气，生理特性为"藏而不泻""满而不实"。六腑多为空腔性器官，其生理功能是受盛和传化水谷，生理特性为"泻而不藏""实而不满"。

7. 五脏六腑各自的功能

五脏各自的生理功能：

心：主血脉和主神志。

肺：主气、司呼吸，主宣发肃降，通调水道，朝百脉、主治节。

脾：主运化、主升清和统血。

肝：主疏泄和藏血。

肾：藏精，主生殖和生长发育，主骨生髓，主水，主纳气。

六腑各自的生理功能：

胆：贮藏、排泄胆汁，主决断。

胃：受纳与腐熟水谷，主通降。

小肠：受盛化物，泌别清浊。

大肠：主传导、燥化糟粕。

膀胱：贮尿和排尿。

三焦：通行元气，运行水液。

8. 五脏与形、窍、志、液的关系　心在体合脉，其华在面，开窍于舌，在志为喜，在液为汗。肺在体合皮，其华在毛，开窍于鼻，喉为肺之门户，在志为悲，在液为涕。脾在体合肌肉,主四肢,开窍于口,其华在唇,在志为思,在液为涎。肝在体合筋,其华在爪,开窍于目,在志为怒,在液为泪。肾在体合骨,主骨生髓,其华在发,开窍于耳及二阴,在志为恐,在液为唾。

9. 五脏之间的关系　心与肺的关系,主要表现在气和血相互依存、相互为用的关系。心与脾之间的生理关系,主要表现在血液的生成和运行两个方面。心与肝之间的生理关系,主要表现在血液和精神情志方面。心与肾之间的生理关系,主要表现在水火既济、精血互化、精神互用三个方面。脾与肺的生理关系,主要表现在气的生成和水液代谢两个方面。肺与肝之间的生理关系,主要表现在气机升降和气血运行方面。肺与肾之间的生理关系,主要表现在水液代谢、呼吸运动和阴液相互滋生方面。肝与脾之间的生理关系,主要表现在疏泄与运化的相互为用、藏血与统血的相互协调方面。肝与肾之间的生理关系,主要表现在精血互化和精血藏泄互用方面。脾与肾之间的生理关系,主要表现在先天和后天相互促进及水液代谢方面。

10. 气的功能　推动作用、温煦作用、防御作用、固摄作用、营养作用。

11. 精的功能　繁衍生殖、生长发育、生髓化血、滋润和濡养脏腑。

12. 血的功能　营养和滋润功能、神志活动的物质基础。

13. 津液的功能　滋润和濡养作用、化生血液、调节人体的阴阳平衡、排泄代谢产物。

14. 情志疗法的原则　因人制宜、形神兼顾。

15. 情志治疗的方法　言语开导法、清心静神法、移情易性法、情志相胜法。

16. 体质的特点

(1) 儿童体质特点:纯阳之体、稚阴稚阳之体、五脏有余不足。

(2) 成年体质特点:青年体质特点是气血旺盛,在心理及情感发展方面,两极性突出;中年体质特点是体质的转折阶段,脏腑气血由盛极而转向渐衰。

(3) 老年人体质特点:肾精亏虚、气血运行不畅。

【重点和难点解析】

1. 气是构成万物的本原　宇宙万物是以有形或无形而存在的东西,中国古代哲学称之为气,通常是指一种极细微的物质。中医学从气是宇宙的本原,是构成天地万物的要素这一基本观点出发,认为气也是生命的本原,是构成人体和维持人体生命活动的最基本物质。精,指气之精华,也指人体内一切有用的精微物质。

2. 中医学中的气　由于气包含着不同的物质形态,其生成、分布、功能等因之各异,具有多样性,故命名为多种名称。其一,自然之气,如天地之气、阴阳之气、五行之气、四时之气等;其二,人体之气,如元气、精气、神气、宗气、营气、卫气、正气、五脏六腑之气、经络之气等;其三,病邪之气,如六淫之气、疠气、恶气、毒气等;其四,食药之气,如寒、热、温、凉四气等。

3. 事物的阴阳属性　一般地说,凡是运动的、外向的、上升的、温热的、无形的、明亮的、兴奋的、刚强的、功能亢进的都属于阳;相对静止的、内守的、下降的、寒冷的、有形的、晦黯的、抑制的、柔弱的、功能减退的都是属于阴。

4. 事物的阴阳属性　具有普遍性和相对性。

5. 阴阳学说　说明人体的病理变化。

（1）阴阳偏胜：是指阴或阳任何一方高于正常水平的病理状态。"阴胜则阳病，阳胜则阴病。阳胜则热，阴胜则寒。"

（2）阴阳偏衰：是指阴或阳的某一方低于正常水平的病理状态。"阳虚则外寒，阴虚则内热。"

（3）阴阳互损：阴阳之间互根互用，故阴阳偏衰到一定程度时，就会出现阴损及阳、阳损及阴的情况。

（4）阴阳转化：在一定的条件下即"重""极""甚"，阳证可以转化为阴证，阴证也可以转化为阳证。

6. 事物的五行属性归类　五行学说采用取象比类法和推演络绎法将自然界各种事物和现象，以及人体的脏腑组织、器官、生理、病理现象自然界万物最终归纳成五大类。

7. 相乘与相侮的联系与区别　相乘和相侮均为五行之间的异常相克现象，其区别：相乘是按五行之间相克的次序出现的；相侮则是按五行相克的反次序而出现的。两者之间的联系：当五行中任何一行"太过"或"不及"时，可同时出现相乘和相侮。

8. 五行学说指导确定治则治法　运用母子相生规律来治疗疾病，其基本治疗原则是"补母"与"泻子"：①实则泻其子：主要适用于母子关系的实证。②虚则补其母：主要适用于母子关系的虚证。运用五行相克规律来治疗疾病，其基本治疗原则是"抑强"与"扶弱"。

9. 中医脏腑与西医脏器的区别　藏象学说中的脏腑不单纯是一个解剖学的概念，更重要的是一个生理学和病理学的概念。藏象学说中的一个脏腑的生理功能，可能包含着西医几个脏器的生理功能；而西医一个脏器的生理功能，也可能分散在藏象学说的几个脏腑的生理功能之中。

10. 肝之疏泄　疏泄功能体现在以下几个方面：一是调畅全身气机；二是协调气血运行；三是调节情志；四是促进消化吸收；五是调理冲任二脉，维持生殖功能正常。

11. 脾统血与肝藏血　脾主统血是指脾气有统摄血液在脉管中运行而不溢出脉外的功能。肝藏血是指肝具有贮藏血液和调节血量的功能。

12. 心肾相交与心肾不交　心火下降于肾，扶助肾阳，使肾水不寒；肾水上济于心，与心阴共同抑制心阳，使心火不亢。心肾阴阳升降的动态平衡，维持着心肾功能的协调，这种关系称为"水火既济"或"心肾相交"。若心火不能下降于肾而独亢于上，肾水不能上济于心而凝聚于下，心肾之间的生理功能就会失去协调平衡，而出现一系列的病理表现，即称为"心肾不交"，或"水火未济"。

13. 肺主呼气与肾主纳气　肺司呼吸，肾主纳气，肾的摄纳有助于肺呼吸的深度，故有"肺为气之主，肾为气之根"之说。若肾气亏虚，摄纳失司，或肺气虚日久，久病及肾，可致肾虚纳气失常，出现呼吸浅表、呼多吸少、动辄气喘等症。

14. 先天之本与后天之本　肾藏精，主生长、发育与生殖，为先天之本。脾主运化水谷精微，为后天之本。脾的运化功能有赖肾阳的温煦，肾中精气有赖脾所运化的水谷精微的培育和充养。脾与肾之间存在着"先天温养后天，后天滋养先天"的关系。

15. 肺、脾、肾与水液代谢　肺主宣发肃降，通过宣发向上、向外输布水谷精微和津液,通过肃降向下、向内输布精微和津液,故有"肺主行水""肺为水之上源"之说。脾主运化,输布水液,有防止水液在体内停滞的作用。脾失健运,水液就会潴留于体内,产生痰饮等,故有"脾为生痰之源,肺为贮痰之器"之说。肾主水,通过气化作用调节全身水液代谢平衡,故称"肾为水脏"。

16. 心、肺、肝、脾与血液的运行　心主血脉,能够推动血液在脉管中运行,以营养全身;肺朝百脉,全身血液都要流至肺,通过肺进行新陈代谢,肺气助心行血;肝气疏泄,调畅气机,气行则血行,肝主藏血,具有贮藏血液和调节血量之功;脾主统血,具有控制血液在脉管中运行而防止溢出脉外的作用。心、肺、肝、脾四脏共同协作,完成了人体的血液运行。

17. 津与液的异同　津与液虽同属水液,同源于饮食水谷,在代谢过程中又相互为用,相互转化,在病理上又相互影响,故常津液并称。但在性状、功能、分布、阴阳属性等方面又有区别。一般而言,津质地清稀,流动性大,主要布散于体表皮肤、肌肉孔窍,并渗注于血脉,起滋润作用,属阳。液质地稠厚,流动性小,灌注于骨节、脏腑、脑髓等组织,起濡养作用,属阴。

18. 气机与气化的区别　气机是指气的运动,升降出入是其基本运动方式。气的升降出入运动必须通过脏腑经络等组织器官的生理活动表现出来。气化是指气的运动而产生的变化,具体地说,是指精、气、血、津液各自的新陈代谢及其相互转化。气机与气化既有区别又有联系,气机即气的运动,在其运动过程中产生气化,使物质发生各种转化;气化作用又必须通过脏腑的气机的变化过程表现出来。

19. 津液的生成、输布和排泄　津液的生成源于饮食水谷,经胃的受纳、腐熟,精微部分下传小肠,经小肠泌别清浊,吸收其中有营养的水谷精微,向上输送到脾,糟粕部分下传大肠,大肠吸收糟粕中残余水分,形成粪便,从肛门排出。津液的输布主要由脾、肺、肾和三焦完成。脾将胃肠输送的津液上输于肺,肺通过宣发肃降功能,经三焦通道,把津液输布全身,外达皮毛,内注脏腑,以濡润营养各组织器官、四肢百骸。代谢废物下归于膀胱,经肾脏的气化作用,再将代谢废物中有营养作用的部分上输到肺,输布全身,将代谢中无营养作用的部分从膀胱以尿、从汗孔以汗的方式排出体外,维持人体体液的相对平衡。

20. 气与血的关系　气对血的关系,可以概括为"气为血之帅",包括三方面:气能生血,气能行血,气能摄血。

气能生血,一是指气化是血液生成的动力,从摄入的饮食转化成水谷精微,从水谷精微转化成营气和津液,从营气和津液转化成赤色的血;二是指气为化生血液的原料,主要指营气。所以气旺则血充,气虚则血少。气能行血,指气的推动作用是血液循行的动力。气一方面可以直接推动血行,如宗气。另一方面也可促进脏腑的功能活动,通过脏腑的功能活动推动血液运行。气之正常运动,对保证血液的运行有着重要意义。气能摄血,指气对血的统摄作用,使其正常循环于脉管之中而不逸于脉外。

血对气的关系,可以概括为"血为气之母",包括两个内容:血能载气和血能养气。血能载气,是指气存在于血液之中,依附于血而不致散失,赖血之运载而运行于全身。血能养气,是指血不断地为气的生成和功能活动提供营养,使气不断地得到补充。

21. 情志　喜、怒、忧、思、悲、恐、惊是人的精神意识对外界事物的反应。作为病因，是指这些情志活动过于强烈、持久或失调，引起脏腑气血功能失调而致病。

【方法指津】

1. 正确认识中医学与哲学的关系　哲学是人们对于整个世界（自然、社会和思维）的根本观点和概括总结，即研究世界观的学问，是对自然知识和社会知识的概括和总结。科学是自然、社会和思维的知识体系。科学离不开理论思维，离不开世界观的指导。哲学和科学之间存在着相互依赖、相互影响的密切关系。

2. 系统掌握中医学的哲学基础　中医学属于中国古代自然科学的范畴，以中国古代朴素的唯物论和自发的辩证法思想即阴阳学说和五行学说为哲学基础，来构建理论体系，并使之成为中医学理论体系的重要组成部分。

【测试习题】

一、名词解释

1. 阴阳

2. 五行

3. 五行相生

4. 壮水之主，以制阳光

5. 藏象

6. 肺为华盖

7. 肺为娇脏

8. 肺为水之上源

9. 神

10. 心肾相交

11. 水谷之海

12. 脾主升

13. 精血同源

14. 体质

15. 七情

16. 津液

17. 元气

二、填空题

1.《黄帝内经》在阴阳偏盛说明人体的病理变化中有"阳胜则_____，阴胜则_____。"

2. 调整阴阳的根本原则是_____和_____。

3. 四肢外侧为_____，内侧为_____；六腑为_____，五脏为_____；就气血而言，气属_____，血属_____；五味中辛、甘、淡味属_____，味酸、苦、咸者属_____。

4. “重阴必阳，重阳必阴”说明阴阳之间在一定条件下可以_____。

5. 水曰_____，火曰_____，木曰曲直，金曰从革，土曰_____。

6. 相乘，是指五行中某一行对其所胜一行的_____克制；相侮，是指五行中某一行对其所不胜一行的_____克制。

7. 相生关系的传变，包括_____和_____两个方面。

8. 实则泻其子主要适用于_____，虚则补其母主要适用于_____。

9. 三焦的主要生理功能是：一是_____；二为_____。

10. 根据五脏主五华的理论，_____可致爪甲不荣。

11. 肾精化生血，主要是通过_____和_____的作用实现的。

12. 小肠的主要生理功能是_____和_____。

13. 肺主治节，指肺有治理调节_____、_____、_____和_____的生理功能。

14. 脾的运化功能包括_____和_____两个方面。

15. “肝藏血，心行之，人动则_____，人静则_____。”

16. 胆汁的化生和排泄，由肝的_____功能控制和调节，胆的主要生理功能是_____和_____。

17. 脑为_____之府；头为_____之府。

18. 心和脾的关系，实际上是_____与_____的关系。

19. 脾不健运，水液代谢障碍，出现喘咳痰多等，故说“脾为_____之源，肺为_____之器”。

20. 肺主呼气，肾主纳气，肾气充盛，吸入之气方能经肺肃降下纳于肾，故有“肺为_____，肾为_____”之说。

21. 气的功能包括_____、_____、_____、_____。

22. 气对血的关系，可以概括为_____，包括三方面：_____，_____，_____。

23. 七情包括_____、_____、_____、_____、_____、_____、_____。

24. 气的运动叫作_____，主要包括_____、_____、_____、_____四种形式。

25. 儿童体质特点可以概括为_____、_____、_____。

三、选择题

A1 型题

1. 古代哲学认为，宇宙的构成本原是

    A. 水   B. 天   C. 地   D. 风   E. 气

2. 气的根本属性是

    A. 上升   B. 下降   C. 外出   D. 运动   E. 静止

3. 天、地、万物之间相互作用的中介是
    A. 气　　　　　　B. 气机　　　　　C. 气化　　　　　　D. 彼此感应　　　E. 神

4. 阴阳的属性是
    A. 绝对的　　　　B. 不变的　　　　C. 相对的　　　　　D. 量变的　　　　E. 质变的

5. 阴阳相互制约的条件是
    A. 阴阳互根　　　　　　　B. 阴阳互用　　　　　　　　C. 阴阳对立
    D. 阴阳交感　　　　　　　E. 阴阳转化

6. 阴阳的相互转化是
    A. 绝对的　　　　　　　　B. 有条件的　　　　　　　　C. 偶然的
    D. 必然的　　　　　　　　E. 量变的

7. 一昼夜中属于阴中之阳的时间是
    A. 上午　　　　　　B. 下午　　　　　C. 中午　　　　　D. 前半夜　　　　E. 后半夜

8. 下列哪项**不属于**五行之"金"
    A. 肺　　　　　　　B. 大肠　　　　　C. 皮毛　　　　　D. 恐　　　　　　E. 鼻

9. 脾病传肾是属于
    A. 相克　　　　　　　　　B. 相侮　　　　　　　　　　C. 母病及子
    D. 相乘　　　　　　　　　E. 子病及母

10. 下列属于母子关系的是
    A. 土和金　　　　　　　　B. 火和金　　　　　　　　　C. 水和火
    D. 土和木　　　　　　　　E. 木和金

11. 五味中属于阳的是
    A. 酸　　　　　　　B. 苦　　　　　　C. 咸　　　　　　D. 辛　　　　　　E. 涩

12. 以下属于阴的功能的是
    A. 推动　　　　　　B. 温煦　　　　　C. 滋润　　　　　D. 兴奋　　　　　E. 升散

13. 五行学说中"土"的特性是
    A. 炎上　　　　　　B. 稼穑　　　　　C. 润下　　　　　D. 从革　　　　　E. 曲直

14. "无阳则阴无以生,无阴则阳无以化"所描述的阴阳关系是
    A. 对立制约　　　　　　　B. 相互转化　　　　　　　　C. 互根互用
    D. 消长平衡　　　　　　　E. 相互交感

15. 五行之间存在着相生的关系,下列哪项**不符合**五行的相生规律
    A. 木为水之子　　　　　　B. 水为木之母　　　　　　　C. 火为土之母
    D. 土为金之子　　　　　　E. 火为木之子

16. 依据五行生克乘侮的关系,肝病及脾者属于
    A. 母病及子　　　　　　　B. 子病犯母　　　　　　　　C. 相乘
    D. 相侮　　　　　　　　　E. 相克

17. 日落于西,与金之沉降相类似,故西方归属于金,这种归类方法属于
    A. 比较法　　　　　　　　B. 取象比类法　　　　　　　C. 推演络绎法
    D. 归纳法　　　　　　　　E. 以表知里法

18. 已知肝属木，由于肝与胆相表里，主筋、其华在爪、开窍于目，故胆、筋、爪、目皆属于木。这种归类方法属于
    A. 比较法　　　　　　　　　B. 取象比类法　　　　　　　C. 推演络绎法
    D. 归纳法　　　　　　　　　E. 以表知里法

19. 下列情志相胜中，**错误**的是
    A. 惊胜恐　　　　　　　　　B. 恐胜喜　　　　　　　　　C. 怒胜思
    D. 喜胜忧　　　　　　　　　E. 思胜恐

20. 机体的生长发育主要取决于
    A. 血液的营养　　　　　　　B. 津液的滋润　　　　　　　C. 水谷精微的充养
    D. 肾中精气的充盈　　　　　E. 心血的充盈

21. 髓海功能与何脏精气密切相关
    A. 肝　　　　B. 心　　　　C. 脾　　　　D. 肾　　　　E. 肺

22. 血液在脉中运行不息、周而复始，主要是
    A. 肺主治节作用　　　　　　B. 心主血脉作用　　　　　　C. 肺朝百脉作用
    D. 脾统血的作用　　　　　　E. 肾阳温煦作用

23. 五脏生理功能的特点是
    A. 传化物而不藏，实而不能满　　　　　B. 藏精气而不泻，实而不能满
    C. 藏精气而不泻，满而不能实　　　　　D. 传化物而不藏，满而不能实
    E. 虚实交替，泻而不藏

24. 具有化湿而恶湿特点的脏是
    A. 肾　　　　B. 脾　　　　C. 肺　　　　D. 肝　　　　E. 心

25. 肺的通调水道功能主要依赖于
    A. 肺主一身之气　　　　　　B. 肺司呼吸　　　　　　　　C. 肺主宣发和肃降
    D. 肺朝百脉　　　　　　　　E. 肺输精于皮毛

26. 胆汁的化生和排泄主要依赖于
    A. 脾主运化　　　　　　　　B. 肾主藏精　　　　　　　　C. 肺主宣发
    D. 肝主疏泄　　　　　　　　E. 心主血脉

27. 脏腑之中，被称为"孤府"的是
    A. 胆　　　　B. 胃　　　　C. 三焦　　　　D. 脾　　　　E. 脑

28. 具有调节女子行经、男子排精功能的两脏是
    A. 心与肾　　　B. 肺与肾　　　C. 脾与肾　　　D. 肝与肾　　　E. 肝与脾

29. 下列五脏化液中，哪一项是**错误**的
    A. 肾在液为尿　　　　　　　B. 心在液为汗　　　　　　　C. 肝在液为泪
    D. 脾在液为涎　　　　　　　E. 肺在液为涕

30. 相表里的经脉有
    A. 手太阳肺经与手阳明大肠经　　　　　B. 手厥阴心经与手太阳小肠经
    C. 手少阴心包经与手太阳三焦经　　　　D. 足阳明胃经与足太阴脾经
    E. 足太阳膀胱经与足少阴肝经

31. 阴经与阳经的交接部位在
    A. 头面　　　B. 胸　　　　C. 腹　　　　D. 手足　　　　E. 咽喉
32. 循行于上肢内侧后缘的经脉是
    A. 心经　　　　　　　B. 肺经　　　　　　　C. 心包经
    D. 脾经　　　　　　　E. 肝经
33. 下列情志相胜中，**错误**的是
    A. 惊胜恐　　　B. 恐胜喜　　　C. 怒胜思　　　D. 喜胜忧　　　E. 思胜恐
34. 机体的生长发育主要取决于
    A. 血液的营养　　　　　B. 津液的滋润　　　　　C. 水谷精微的充养
    D. 肾中精气的充盈　　　E. 心血的充盈
35. 血液在脉中运行不息，周而复始，主要是
    A. 肺主治节作用　　　　B. 心主血脉作用　　　　C. 肺朝百脉作用
    D. 脾统血的作用　　　　E. 肾阳温煦作用
36. 怒则
    A. 气缓　　　B. 气上　　　C. 气下　　　D. 气消　　　E. 气结
37. 恐则
    A. 气消　　　B. 气上　　　C. 气泄　　　D. 气耗　　　E. 气下
38. 劳则
    A. 气上　　　B. 气下　　　C. 气收　　　D. 气耗　　　E. 气缓
39. 七情太过首先伤及
    A. 肝气　　　B. 脾阳　　　C. 肾精　　　D. 肺津　　　E. 心神
40. 广义之精指的是
    A. 体内一切精微物质　　　B. 体内肾脏之精　　　C. 体内水谷之精
    D. 体内脏腑之精　　　　　E. 体内生殖之精
41. 气不能外达而郁阻于内时形成
    A. 气闭　　　B. 气滞　　　C. 气陷　　　D. 气逆　　　E. 气虚
42. 人体内不断运动的具有很强活力的精微物质是
    A. 气　　　　B. 血　　　　C. 津　　　　D. 液　　　　E. 精

A2 型题

43. 李先生，26岁。昨日外出冒雨后，夜间即发热、恶寒、鼻流清涕、微咳。今天就诊时见病人咳嗽加剧，咳黄稠痰，高热不恶寒，大汗，口渴喜冷饮，满面通红，烦躁不安，舌红苔黄，脉洪数有力。该病人诊断为咳嗽（肺热壅盛证），用阴阳学说来分析病人的病理变化属于阴阳失调中的
    A. 阳胜则热　　　　　　B. 阴胜则寒　　　　　　C. 阴虚则内热
    D. 阳虚则外寒　　　　　E. 阴阳两虚

44. 王先生，65岁。近来常感腰膝酸软、心烦、失眠、遗精等。辨证属于肾阴不足，心火偏旺，水火不济，心肾不交之证。采用"泻南补北法"治疗，是利用了五行的哪一种关系来治疗的

A. 相生   B. 相克   C. 母病及子

D. 子病及母   E. 相乘

45. 李女士，48岁。诉头晕目眩，眼干目涩，耳鸣，颧红，口干，五心烦热，腰膝酸软，月经不调，舌红苔少，脉弦细数。用"滋水涵木法"（又称滋补肝肾法）来治疗此种肾阴亏损而肝阴不足，甚或肝阳偏亢之证。滋水涵木法属于哪种治疗原则

A. 抑强   B. 扶弱   C. 虚则补其母

D. 实则泻其子   E. 抑强扶弱同用

46. 王女士，56岁。心悸怔忡，心胸憋闷疼痛，痛引肩背，脉沉弦。其病在

A. 心   B. 肝   C. 脾   D. 肺   E. 肾

47. 王先生，80岁。因饮食不当，胃部胀闷、恶心呕吐、呃逆嗳气。其病机是

A. 肝气上逆   B. 肺气上逆   C. 胃气上逆

D. 胆气上逆   E. 肝气犯胃

48. 李女士，20岁。月经先期，量多，色淡，质清稀。面色无华，头晕乏力，舌淡，脉细。此属于

A. 血寒   B. 血瘀   C. 脾不统血

D. 肝不藏血   E. 血热

49. 王先生，45岁。2日前，与人吵架后突然发狂怒闷，打人毁物，彻夜不眠，舌红，苔黄腻，脉弦滑数。其证为

A. 心火亢盛   B. 痰火扰心   C. 痰迷心窍

D. 心阴不足   E. 肝火炽盛

50. 王先生，83岁。有咳喘病史15年。每于冬季发作，痰白清稀，呼多吸少，气不得续，动则喘甚，舌淡苔白，脉弱。此为

A. 痰饮阻肺   B. 寒邪客肺   C. 风寒犯肺

D. 肺气不足   E. 肾不纳气

51. 王女士，35岁。纳少便溏，腹痛绵绵，喜温喜按，四肢不温，口淡不渴，舌质淡，舌体胖大，苔白滑，脉沉迟无力。此为

A. 脾气虚弱   B. 脾阳不足   C. 寒湿阻滞

D. 寒邪客胃   E. 脾肾阳虚

52. 李女士，25岁。新婚蜜月中，小便频数急迫，排尿灼热涩痛，小便黄赤短少，舌红苔黄，脉滑数。此为

A. 心火亢盛   B. 小肠实热   C. 膀胱湿热

D. 肾气不固   E. 肝胆湿热

53. 李女士，78岁。腰膝酸软，畏寒肢冷，下利清谷，小便清长，精神萎靡，舌淡胖，脉微细。此为

A. 脾气虚弱   B. 脾阳不足   C. 肾气虚弱

D. 肾阳不足   E. 寒湿困脾

54. 左先生，45岁。干咳少痰，咳声短促，咳引胸痛，痰中带血，五心烦热，潮热盗汗，形体消瘦，舌红少苔，脉细数。此为

A. 内伤咳嗽，肺阴亏虚   B. 哮证，肺气虚弱

C. 喘证，肺阴不足   D. 肺痨，肺阴亏耗

E. 虚劳，肺阴虚

55. 李女士，40岁。每因情绪激动生气后即咳逆阵作，口苦咽干，胸胁胀痛，咳时面赤，苔黄，脉弦数。此为

     A. 肝气郁滞   B. 痰热壅肺   C. 肺经热盛

     D. 肝火犯肺   E. 肝火炽盛

56. 谢先生，28岁。昨晚贪吃路边小吃，不久出现呕吐酸腐，脘腹胀满，嗳气厌食，吐后胀减，大便溏泄臭秽。舌苔厚腻，脉滑数。此为

     A. 肝气犯脾   B. 脾胃气滞   C. 饮食停滞

     D. 肝胃不和   E. 大肠湿热

57. 李女士，55岁。心悸失眠，多梦，烦躁，盗汗，面色潮红，舌红少津，脉细数。此为

     A. 肝阴虚   B. 肺阴虚   C. 心阴虚

     D. 肾阴虚   E. 心肾阴虚

58. 左先生，56岁。纳少，厌食油腻，胁痛腹胀，黄疸，大便不实，寒热往来，舌红苔黄腻，脉滑数。此为

     A. 心火亢盛   B. 肝胆湿热   C. 大肠湿热

     D. 膀胱湿热   E. 小肠热盛

59. 张女士，28岁。尿频、尿急、尿痛，伴发热腰痛，舌红苔黄腻，脉滑数。此为

     A. 心火亢盛   B. 肝胆湿热   C. 大肠湿热

     D. 膀胱湿热   E. 小肠热盛

60. 陈先生，67岁。胸闷心悸，咳嗽气喘，咳痰清稀，神疲自汗，舌淡紫，脉结代。此为

     A. 心气虚   B. 肺气虚   C. 心肺气虚

     D. 心脉瘀阻   E. 心脾气虚

61. 谢先生，78岁。少腹冷痛，前阴坠胀疼痛，舌质淡，脉沉紧。此为

     A. 寒凝肝脉   B. 胃肠气滞   C. 肾阳不足

     D. 寒滞胃肠   E. 肾气不固

62. 张女士，28岁。头晕目眩，视物模糊，视力下降，面白无华。此为

     A. 肝阴虚   B. 肝血虚   C. 心阴虚

     D. 肾精不足   E. 心血虚

63. 陈先生，18岁。突然昏仆，不省人事，口吐涎沫，喉中痰鸣，面色晦黯，苔白腻，脉滑。此为

     A. 痰蒙心神   B. 痰阻心脉   C. 痰火扰神

     D. 胆郁痰扰   E. 痰热壅肺

64. 某10岁男孩，睡时遗尿，每夜1~2次，甚则数次。面色苍白，神倦乏力，肢凉畏寒，腰腿酸软，下肢无力，小便清长，舌质淡。此为

     A. 脾气虚弱   B. 脾气下陷   C. 肾阳虚

     D. 肾精不足   E. 肾气不固

65. 张女士，78 岁。素体虚弱，自汗易感冒，近 2 年呼吸困难，活动则气喘，呼多吸少，时感腰膝酸软。舌淡，脉虚弱。拟诊为

    A. 肺气虚弱   B. 脾气虚弱   C. 肺失宣肃

    D. 肾不纳气   E. 肺肾气虚

66. 左先生，46 岁。鼻唇沟处生疔，此处为何经循行部位

    A. 手太阴肺经   B. 足太阴脾经   C. 足少阴肾经

    D. 手阳明大肠经   E. 足少阳胆经

67. 吴女士，46 岁。少腹肿胀疼痛，西医诊为疝气，可考虑何经病证

    A. 任脉   B. 足厥阴肝经   C. 手太阴肺经

    D. 足太阴脾经   E. 手阳明大肠经

68. 张女士，48 岁。潮热、盗汗 1 个月余，自述近 2 个月未出现月经。这与《黄帝内经》所述"太冲脉衰少，天癸竭，地道不通"相合。"太冲脉"指

    A. 带脉   B. 冲脉   C. 阴维脉   D. 奇经八脉   E. 任脉

69. 陈先生，68 岁。咳嗽 3 日，可考虑何脏病证

    A. 脾   B. 心   C. 肝   D. 肺   E. 肾

70. 左先生，28 岁。纳呆、嗳气，可考虑何脏腑病证

    A. 脾   B. 胃   C. 肺   D. 肾   E. 大肠

71. 李女士，18 岁。鼻塞，流涕，考虑下列何脏病证

    A. 肝   B. 小肠   C. 手三焦   D. 肺   E. 胆

72. 陈先生，39 岁。素有两胁不适，烦躁易怒，考虑下列何脏病证

    A. 肝   B. 心   C. 脾   D. 肺   E. 肾

A3 型题

（73~75 题共用题干）

李女士，35 岁。昨日冒雨，夜间出现恶寒发热、鼻塞流涕、咳嗽、痰稀薄色白，今日晨起诸症未见缓解，恶寒更重，无汗，头身疼痛，鼻塞流清涕，舌苔薄白，脉浮紧。该病人诊断为感冒（风寒犯表证）。

73. 用阴阳学说来分析病人的病理变化属于阴阳失调中的

    A. 阳胜则热   B. 阴胜则寒   C. 阴虚则内热

    D. 阳虚则外寒   E. 阴阳两虚

74. 该病人采用下列哪种治疗方法

    A. 热者寒之   B. 寒者热之   C. 温阳

    D. 滋阴   E. 阴阳双补

75. 该病人的治疗方法是阴阳哪一关系的具体应用

    A. 对立制约   B. 互根互用   C. 消长平衡

    D. 相互转化   E. 相互交感

（76~78 题共用题干）

金女士，29 岁。病人 2 个月来时常发热，热势或高或低，体温 37.3~38.3℃，并于午后和劳累后加重，疲倦乏力，少气懒言，常自汗出，易感冒，纳差便溏，本次发热已持续 5

日。舌质淡白,苔薄白,脉弱。

76. 用气论来分析病人的病理变化属于
   A. 阳胜则热　　　　　　B. 阴胜则寒　　　　　　C. 气虚
   D. 阳虚则外寒　　　　　E. 阴阳两虚

77. 该病人采用下列哪种治疗方法
   A. 热者寒之　　　　　　B. 寒者热之　　　　　　C. 壮水之主,以制阳光
   D. 虚者补之　　　　　　E. 阴阳双补

78. 下列症状中属于气推动作用下降的症状是
   A. 声高气粗　　　　　　B. 多言躁动　　　　　　C. 舌苔黄糙
   D. 脉弱　　　　　　　　E. 高热烦渴

(79~81题共用题干)

王女士,52岁。主诉:腹痛泄泻2日,大便如水样,纳差。追问既往,病人近一个月来急躁易怒,头晕胀痛,夜眠多梦,纳差倦怠。现舌边红苔腻,边有齿印,脉濡。

79. 该病人的病位主要在
   A. 心肝　　　B. 肝肺　　　C. 肝脾　　　D. 心肺　　　E. 心肾

80. 该病人的主要证型是
   A. 肝郁脾弱　　　　　　B. 肺阴亏虚　　　　　　C. 肝阳上亢
   D. 肝气郁结　　　　　　E. 肝胆湿热

81. 该病人的治疗方法是
   A. 抑肝固脾　　　　　　B. 平肝息火　　　　　　C. 健脾益气
   D. 疏肝解郁　　　　　　E. 温补脾阳

A4型题

(82~84题共用题干)

王女士,50岁,已婚。2012年7月26日上午,初诊。病人自绝经两年来,情绪不稳,容易发火,心烦焦虑,面部烘红,口干口苦,夜寐不安,早醒梦多,时觉胃脘灼痛,痛势急迫,伴嗳气泛酸,喜喝冷饮,胃纳尚可,大便偏干,三五日一行。舌质红,苔黄腻,脉弦数。

82. 根据临床表现,判断病人病在何脏腑
   A. 胃　　　　B. 心　　　　C. 脾　　　　D. 肺　　　　E. 肾

83. 病属何证
   A. 肝火犯胃　　B. 肝气郁结　　C. 肺气失宣　　D. 三焦不利　　E. 膀胱失约

84. 应用何治法
   A. 发散风寒　　　　　　B. 疏肝理气,泻热和胃　　　　C. 发散风热
   D. 补中益气　　　　　　E. 通利三焦

(85~87题共用题干)

吴女士,40岁。平素沉默寡言,性格内向。近1个月,因孩子贪玩,学习成绩下降,与孩子交流未果。内心烦恼,表现为精神抑郁,胸闷太息,嗳气呃逆,纳呆腹胀,腹痛泄泻。

85. 根据其临床表现,判断其病在何脏
   A. 肝、脾　　B. 脾、小肠　　C. 脾、胃　　D. 心、脾　　E. 心、肝

86. 属于何证
    A. 心脾两虚   B. 脾胃气滞   C. 肝气郁滞
    D. 脾失健运   E. 肝脾不调
87. 应该采用的治疗方法是
    A. 补气健脾   B. 健脾和胃   C. 疏肝理气
    D. 补益心脾   E. 疏肝健脾

（88~90题共用题干）

张先生，56岁。心烦不寐，心悸不安，心绪不宁，头晕耳鸣，腰膝酸软，梦遗，五心烦热，面部烘热，口干少津，舌质红，脉细数。

88. 根据临床表现，拟诊为
    A. 心悸   B. 不寐   C. 耳鸣   D. 遗精   E. 腰痛
89. 判断病变的脏腑属于
    A. 肝肾   B. 心肾   C. 心   D. 肾   E. 肝
90. 治疗宜采取
    A. 滋补肾阴   B. 清心安神   C. 疏肝清热
    D. 补肾填精   E. 滋阴降火，交通心肾

（91~93题共用题干）

张女士，45岁。因工作劳累，近半年来出现白带绵绵不断。现症见面色萎黄，神倦乏力，少气懒言，纳少便溏，腹胀，带下量多色白质稀，无臭味，舌淡苔白，脉缓弱。

91. 该病人何脏发病
    A. 脾   B. 肝   C. 心   D. 肺   E. 肾
92. 该病为何证候
    A. 心气虚   B. 肝气虚   C. 脾气虚   D. 肺气虚   E. 肾气虚
93. 该病治法是
    A. 补心气   B. 健脾益气   C. 补益肾气   D. 补肺气   E. 疏肝理气

四、简答题

1. 阴阳学说的基本内容有哪些？
2. 阴阳学说概括病理变化的最基本类型有哪两个方面？其含义如何？
3. 五行相生与相克的次序如何？
4. 何谓肝主疏泄？其生理作用表现在哪些方面？
5. 何谓肺主宣发肃降？其生理作用各体现在哪些方面？
6. 如何理解心主血脉？
7. 脾与胃在生理上的关系如何？
8. 津与液的异同是什么？
9. 血与气的关系是什么？
10. 成年人体质特点有哪些？
11. 气虚质的人特点有哪些？
12. 情志活动与脏腑的关系是什么？

五、论述题

1. 在调整阴阳中，"补其不足"是如何运用的？
2. 试述肾精、肾气、肾阴、肾阳的含义及相互关系。
3. 怎样理解"六腑以通为用"？
4. 试述情志与脏腑的关系。

【参考答案】

一、名词解释

1. 阴阳是宇宙中相互关联的事物或现象对立双方属性的概括。

2. 五行是指木、火、土、金、水五种物质及其运动变化。其中"五"是木、火、土、金、水五种物质，"行"即运动变化之义。

3. 五行相生是指五行之间存在着递相滋生、助长和促进的关系。

4. 壮水之主，以制阳光是指对于阴虚不能制阳而导致阳相对亢盛的虚热证，采用滋阴以制阳的治法。

5. 藏象是藏于人体内的内脏及其表现于外的生理病理征象及与自然界相通应的事物和现象。

6. 因肺在体腔脏腑中位居最高，并有覆盖和保护诸脏抵御外邪的作用，故称肺为华盖。

7. 由于肺叶娇嫩，不耐寒热燥湿诸邪侵袭，而肺与外界相通，外邪易伤肺，故称肺为娇脏。

8. 肺气的宣发和肃降能通调水道，肺位居高，乃华盖之脏，且参与人体的水液代谢，故称肺为水之上源。

9. 人体之神，有广义与狭义之分。广义的神，是人体生命活动的主宰和总体现；狭义的神，是指人的精神、意识、思维和情志活动。

10. 心肾相交是指心位居于上，属阳，主火；肾位居于下，属阴，主水。心火下降于肾，与肾阳共同温煦肾阴，使肾水不寒；肾水上济于心，与心阴共同涵养心阳，使心火不亢。

11. 水谷之海即胃。因饮食容纳于胃，故胃又称为"太仓""水谷之海"。

12. 脾的生理特性主升。一方面将脾运化的水谷精微上输心肺布散全身，另一方面升举内脏，维持内脏位置的相对恒定。

13. 精血同源即肝肾同源。肝藏血，肾藏精，精血皆由水谷之精化生和充养，且能相互滋生。

14. 体质又称禀赋、禀质、气禀、形质、气质等，即人体的质量，是指人体在先天遗传和后天获得的基础上所形成的形体和功能相对稳定的固有特性。体质包括在生长、发育过程中所形成的与自然、社会环境相适应的人体形态结构、生理功能和心理因素综合相对稳定的固有特征。

15. 喜、怒、忧、思、悲、恐、惊七种情志活动，简称七情。

16. 津液是人体内一切正常水液的总称。它包括各脏腑组织器官内的液体及其正常的分泌物，如胃液、肠液及涕、泪等。津液也是构成和维持人体生命活动的基本物质之一。

17. 元气又称"原气""真气"，是人体最根本、最重要的气，是人体生命活动的原动力。

二、填空题

1. 热　寒

2. 补其不足　损其有余

3. 阳　阴　阳　阴　阳　阴　阳　阴

4. 相互转化

5. 润下　炎上　稼穑

6. 过度　反向

7. 母病及子　子病及母

8. 母子关系的实证　母子关系的虚证

9. 通行元气　运行水液

10. 肝血不足

11. 骨髓　肝脏

12. 受盛化物　泌别清浊

13. 呼吸功能　调节全身气机　助心行血　通调水道

14. 运化水谷　运化水液

15. 血运于诸经　血归于肝脏

16. 疏泄　贮存和排泄胆汁　决断

17. 元神　精明

18. 血液生成　血液运行

19. 生痰　贮痰

20. 气之主　气之根

21. 推动作用　温煦作用　防御作用　固摄作用　营养作用

22. 气为血之帅　气能生血　气能行血　气能摄血

23. 喜　怒　忧　思　悲　恐　惊

24. 气机　升　降　出　入

25. 纯阳之体　稚阴稚阳之体　五脏有余不足

三、选择题

1. E	2. D	3. A	4. C	5. C	6. B	7. E	8. D
9. D	10. A	11. D	12. C	13. B	14. C	15. D	16. C
17. C	18. C	19. A	20. D	21. D	22. B	23. C	24. B
25. C	26. D	27. C	28. D	29. A	30. D	31. D	32. A
33. A	34. D	35. B	36. B	37. E	38. D	39. E	40. A
41. A	42. A	43. A	44. B	45. C	46. A	47. C	48. C
49. B	50. E	51. B	52. C	53. D	54. A	55. D	56. C
57. C	58. B	59. D	60. C	61. A	62. B	63. A	64. C
65. E	66. D	67. B	68. B	69. D	70. B	71. D	72. A
73. B	74. B	75. A	76. C	77. D	78. D	79. C	80. A
81. A	82. A	83. A	84. B	85. A	86. E	87. E	88. B

89. B 90. E 91. A 92. C 93. B

四、简答题

1. 答：阴阳相互交感；阴阳对立制约；阴阳互根互用；阴阳消长平衡；阴阳相互转化。

2. 答：最基本类型是阴阳偏胜和阴阳偏衰。阴阳偏胜是指阴或阳任何一方高于正常水平的病理状态，"阴胜则阳病，阳胜则阴病，阳胜则热，阴胜则寒"；阴阳偏衰是指阴或阳的任何一方低于正常水平的病理状态，"阳虚则外寒，阴虚则内热"。

3. 答：五行相生的次序是木生火、火生土、土生金、金生水、水生木。五行相克的次序是木克土、土克水、水克火、火克金、金克木。

4. 答：肝主疏泄是指肝具有疏通、宣泄、条达、升发的特性，调畅人体全身气机的功能。肝主疏泄的生理作用主要表现在以下五个方面：①调畅全身气机，是指肝气的疏泄作用能使脏腑经络之气的运行畅通无阻。②协调气血运行。肝主疏泄直接影响气机的调畅和气血的运行。疏泄正常，气机调畅，则气血调和；气行则血行，气滞则血瘀。③调节精神情志主要是郁和怒。肝的疏泄正常，气机调畅，气血和调，精神愉快，心情舒畅，理智开朗，既不抑郁又不亢奋。④促进消化吸收主要体现在两个方面。其一是肝的疏泄功能是保证脾胃气机升降的重要条件。肝的疏泄功能正常可促进脾升胃降，保证食物的消化吸收。其二是肝的疏泄功能可以分泌、排泄胆汁以助消化。⑤调理生殖。女子的排卵与月经来潮、男子的排精，均依赖肝的疏泄功能。

5. 答：肺主宣发和肃降是指肺气具有向上升宣和气向外周布散及向内向下清肃通降的作用。

肺主宣发的生理作用主要体现在以下三个方面：①呼出体内浊气。②将脾所转输来的津液和部分水谷精微上输头面诸窍，外达于全身。③宣发卫气于皮毛，并控制和调节汗液排泄，维持人体正常体温。

肺主肃降的生理作用主要体现在以下三个方面：①吸入自然界之清气。②将脾转输至肺的津液及部分水谷精微向下向内布散于其他脏腑以濡润之。③保持呼吸道的洁净。

6. 答：心主血脉，包括主血和主脉两个方面，是指心脏有推动全身血液在脉管内运行的作用。心脏正常搏动依赖心气的推动，心气充沛，血液才能循行周身而起到营养全身的作用。

7. 答：脾与胃同居中焦，通过经脉的相互络属构成表里关系。共司水谷的消化、吸收和转输。脾与胃无论结构还是功能上都密切相关：①纳运协调。胃主受纳，脾主运化，纳运协调。②升降相因。胃主通降，脾主升清，升降相因。③燥湿相济。胃为腑，属阳土，性喜润而恶燥；脾为脏，属阴土，性喜燥而恶湿。

8. 答：津与液虽同属水液，同源于饮食水谷，在代谢过程中又相互为用，相互转化，在病理上又相互影响，故常津液并称。但在性状、功能、分布、阴阳属性等方面又有区别。一般而言，津质地清稀，流动性大，主要布散于体表皮肤、肌肉孔窍，并渗注于血脉，起滋润作用，属阳。液质地稠厚，流动性小，灌注于骨节、脏腑、脑髓等组织，起濡养作用，属阴。

9. 答：血对气的关系，可以概括为"血为气之母"，包括两个内容：血能载气和血能养气。血能载气，是指气存在于血液之中，依附于血而不致散失，赖血之运载而运行于全身。血能养气，是指血不断地为气的生成和功能活动提供营养，使气不断地得到补充。

10. 答：

（1）青年体质：气血旺盛，机体发育趋于成熟，是人体生长发育的至盛时期。在心理及情感发展方面，两极性突出，欢快时兴高采烈，失意时垂头丧气。容易发生一些心理问题。

（2）中年体质：人体的脏腑经络功能，都达到了最佳状态，但也是在此阶段，人体体质出现转折征兆，脏腑气血由盛极而转向渐衰。

11. 答：声音低弱，气短懒言，少气乏力，易出汗，常觉心慌、头晕，肌肉松软不实，性格内向，喜欢安静。临床舌脉诊察常见舌淡红，边有齿痕，脉弱。不耐受风、寒、暑、湿邪，易患感冒、内脏下垂等病，病后康复缓慢。

12. 答：情志活动与脏腑有密切关系。心主喜（惊），过喜（惊）则伤心；肝主怒，过怒则伤肝；脾主思，过思则伤脾；肺主悲（忧），过悲（忧）则伤肺；肾主恐，过恐则伤肾。脏腑病变可出现相应的情绪反应，而情绪反应过度又可损相关之脏腑。

五、论述题

1. 答：在调整阴阳中补其不足，即"虚则补之"，适用于正气不足的虚证，即或阳虚，或阴虚，或阴阳两虚，或阴阳亡失等。"补其不足"的具体运用如下：

（1）对于阴阳偏衰的虚热证和虚寒证：根据阴阳对立制约的原理来调补，阴虚不足以制阳而致阳相对偏亢的虚热证，治宜滋阴以抑阳，《黄帝内经》称为阳病治阴，王冰称之为"壮水之主，以制阳光"；阳虚不足以制阴而致阴相对偏亢的虚寒证，治宜扶阳以抑阴，《黄帝内经》称为阴病治阳，王冰称之为"益火之源，以消阴翳"。

（2）阴阳两虚证：当阴阳并补，但须分清主次。阳损及阴者，当补阳为主，辅以滋阴；阴损及阳者，当滋阴为主，辅以补阳。

（3）阴阳亡失者：当阴阳分固。亡阳者，当回阳以固脱；亡阴者，当益气救阴以固脱。

2. 答：肾精，即肾所藏的精，由禀受于父母的先天之精，加之脾胃化生的水谷之精，即后天之精，充养而成。肾气，乃肾精所化。具有推动和调节人体的生长发育、生殖功能、各脏腑气化等功能。肾气中具有温煦、推动、兴奋等作用的部分，称为肾阳，又称元阳、真阳，是人体一身阳气之根。肾气中具有凉润、宁静、抑制等作用的部分称为肾阴，又称元阴、真阴，是人体一身阴气之本。肾之精气阴阳的关系是肾精化肾气，肾气分为肾阴和肾阳两部分。肾阴与肾阳协调，则肾气冲和，发挥其应有的作用。

3. 答：六腑，即胆、胃、小肠、大肠、膀胱、三焦。以"传化物"为其生理特点。饮食入胃，经胃的腐熟，下传小肠，通过小肠进一步消化，泌别清浊，清者为精微物质，经脾转输全身，其剩余的水分，渗入膀胱，其浊者为糟粕，下达大肠。渗入膀胱的尿液，经气化排出体外，进入大肠的糟粕，经传导燥化形成粪便排出。在食物消化吸收过程，还有赖于胆排泄胆汁助消化，三焦是水谷之道路，三焦的气化，推动和支持传化功能的正常进行。由于六腑传化水谷，需要不断地受纳、消化、传导和排泄，虚实更替，宜通不宜滞，所以有"六腑以通为用"的说法。

4. 答：心主喜（惊），过喜（惊）则伤心；肝主怒，过怒则伤肝；脾主思，过思则伤脾；肺主悲（忧），过悲（忧）则伤肺；肾主恐，过恐则伤肾。脏腑病变可出现相应的情绪反应，而情绪反应过度又可损相关之脏腑。

（潘韦韦　季有波　张立峰）

第三章 | 病因、发病与病机

【内容要点】

1. 概念

（1）病因：泛指一切能引起疾病的原因，又称致病因素、病邪。病因分为外感病因、内伤病因、病理产物性病因和其他病因四类。

（2）病因学说：是指研究病因的性质、致病特点及其临床表现的学说。

（3）病机：即疾病发生、发展与变化的机制。

2. 中医病因学有两个基本特点：一是整体观念，二是辨证求因。

整体观念，是指把致病因素与机体的反应性结合起来研究疾病发生、发展的规律。辨证求因是中医学确认病因的特殊标准。一切疾病的发生，都是受某种致病因素的影响和作用于机体的结果。由于病因的性质和致病特点不同，以及机体对致病因素的反应各异，所以表现出来的症状和体征也不尽相同。因此，在整体观念指导下，通过分析病证的症状、体征来推求病因，就可以为临床治疗提供理论依据。这便是"辨证求因"，是中医学特有的认识病因的方法。因此掌握各病因的性质和致病特点是临床辨证求因的关键。

3. 六淫致病具有外感性、相兼性、季节性、地域性和转化性的共同特点。

4. 疠气致病具有发病急骤、病情较重、症状相似、传染性强、易于流行的特点。

5. 七情致病具有直接伤及内脏、影响脏腑气机、影响病情的变化的特点。

6. 痰饮、瘀血和结石既是脏腑功能失调产生的病理产物，同时又属于致病的因素，其中痰饮致病具有广泛、变化多端等特征，是临床辨证求因的难点。

7. 发病是指疾病的发生。人体内部各脏腑之间以及与外界环境之间，必须保持阴阳的相对平衡，阴平阳秘的关系是维持正常生理活动的基础。但在致病因素的作用下，人体内外阴阳平衡协调关系遭到破坏，导致阴阳失调，便发生了疾病。

8. 疾病的发生关系到致病因素（邪气）和机体抗病能力（正气）两个方面。疾病的过程就是邪正斗争的过程。中医学既强调人体正气在发病中的主导作用，又不排除邪气的重要作用，并且认为，邪气在一定条件下可以起决定性的作用。中医学认为疾病的发生与否，取决于正气与邪气之间的力量对比，同时两者的相互斗争的胜负，不仅决定疾病的发生与否，而且关系到发病的轻重缓急。

9. 病机揭示了疾病发生、发展、变化、转归的本质特点和基本规律，是认识疾病本质的关键，也是进行正确诊断和治疗的前提。

10. 邪正盛衰的变化表现为疾病的虚实变化。阴阳的盛衰变化,产生疾病的寒热变化,阴阳偏盛产生实证寒热变化,阴阳偏衰则产生虚证寒热变化,尤其是以肾之阴阳偏衰为主。同时应注意在临床中,阴阳的盛衰变化亦可相互影响、转化产生阴阳互损的病理表现。

【重点和难点解析】

1. **外感六淫** 外感六淫属外感病的致病因素,称之为外邪。外感六淫作用于机体后,引起脏腑阴阳气血功能失调而产生的病理变化,其临床表现,多有表证,而且多属实证。单纯暑邪伤人,一般无表证可见,但常兼湿邪,称为暑湿,则有表证。

2. **风为阳邪,其性开泄,易袭阳位** 风邪具有轻扬、向上、升发、向外的特性,故属于阳邪。其性开泄是指风邪侵犯人体易使腠理疏泄而开张。风邪侵袭,常伤及人体的头面、肌表等属于阳的部位,而出现发热、恶风、汗出、头痛、流涕、脉浮等症状。

3. **风为百病之长** "长",始、首之意。风邪是外邪致病的先导,六淫中其他病邪多依附于风邪而侵犯人体,如风寒、风热、风湿等。因风邪为外感疾病的主要致病因素,又多与其他邪气相合而致病,故称风为百病之长、六淫之首。

4. **寒为阴邪,易伤阳气** 寒为阴气盛的表现,其性属阴,故寒为阴邪。阴寒偏盛,则阳气不足以驱除阴寒之邪,反为阴寒所伤。例如:寒邪袭表,卫阳被遏,就会见到恶寒;寒邪直中太阴,损伤脾阳,则见脘腹冷痛、呕吐、腹泻等症。

5. **寒性凝滞,主痛** "凝滞"即凝结、阻滞不通之义。寒邪侵犯人体,阳气受损,往往会使经脉气血凝结,阻滞不通,不通则痛,从而出现各种疼痛的症状。例如:寒邪袭表之太阳伤寒证,可见头项强痛、骨节疼痛;寒邪直中胃脘,可见脘腹冷痛等。

6. **暑多挟湿** 暑季气候炎热,且常多雨而潮湿,热蒸湿动,故暑邪常兼夹湿邪侵犯人体。其临床特点,除发热、烦渴等暑热症状外,常兼见四肢困倦、胸闷呕恶、大便溏泄不爽等湿阻症状。

7. **湿性黏滞** "黏"是指黏腻;"滞"是指停滞。湿性黏腻停滞,主要表现在两个方面:一是症状的黏滞性。如大便黏滞不爽,小便涩滞不畅以及舌苔黏腻等。二是病程的缠绵性,如湿疹、湿痹、湿温等病,均反复发作,病程较长,缠绵难愈。

8. **燥易伤肺** 肺为五脏六腑之华盖,性喜清肃濡润恶燥。肺主气而司呼吸,与外界大气相通,又外合皮毛开窍于鼻,燥邪伤人,多从口鼻而入,故最易损伤肺津,影响肺的宣发肃降功能,从而出现干咳少痰,或痰液胶黏难咳等。

9. **火(热)易生风动血** "生风"是指肝风内动。火热亢盛耗伤肝血,筋失所养而致肝风内动,又称"热极生风",出现四肢抽搐、颈项强直、角弓反张等。"动血"是指出血。火热亢盛,灼伤血络,迫血妄行,导致咯血、吐血、尿血、便血、妇女月经过多、崩漏等各种出血证。

10. **内伤七情** 七情即喜、怒、忧、思、悲、恐、惊七种情志变化,属精神致病因素。七情是人体对客观事物的不同反映,在正常情况下,一般不会使人致病。只有突然、强烈或长期持久的情志刺激,超过了人体本身可以调节的正常生理活动范围,使人体气机紊乱,脏腑阴阳气血失调,才会导致疾病的发生,由于它是造成内伤的主要致病因素之一,故称

"内伤七情"。

11. 七情与内脏气血的关系　人的情志活动与内脏有着密切关系，情志活动以五脏精气为物质基础。七情与气血的功能活动有密切关系，气与血是构成机体的基本物质，气对于人体脏腑组织则有温煦、推动作用，血对于人体脏腑组织具有滋润、濡养作用，而气血则是人体精神情志活动的物质基础。因此，如脏腑组织和气血本身发生病变，则同样影响情志活动，出现异常的情志反映。如肝脏气血紊乱，可见烦躁易怒或恐惧不安；心脏气血紊乱，可见哭笑无常等。

12. 痰饮的形成　痰饮多由外感六淫，或饮食及七情等所致，使肺、脾、肾及三焦等脏腑气化功能失常，水液代谢障碍，以致水津停滞而成痰饮。痰饮形成后，饮多留积于肠胃、胸胁及肌肤，而痰随气机升降流行，内而脏腑，外至筋骨皮肉，无处不到，既可因病生痰，又可因痰生病。

13. 血瘀与瘀血的联系　血瘀是指血液的循环迟缓和不流畅的病理状态。瘀血是多种病因导致的病理产物，这种瘀血又可作为病因，影响脏腑组织的生理功能。瘀血是血瘀的病理产物，而在瘀血形成之后，又可阻于脉络，而成为血瘀的一种病因。

14. 发病的基本原理　疾病的发生，是"正邪相争"、正不胜邪的结果。所谓正气，即是指人体的功能活动（包括脏腑、经络、气血等功能）和抗病修复（新生）能力。所谓邪气，泛指各种致病因素。如外感六淫、内伤七情、疠气、痰饮、瘀血及食积等。"正气虚"是疾病发生的内在根据，正气存内，邪不可干；邪之所凑，其气必虚。邪气是发病的重要条件。

15. "邪气盛则实，精气夺则虚"

（1）邪气盛则实：①含义：主要指邪气亢盛，是以邪气盛为矛盾主要方面的病理反应。②特点：邪气较盛，正气未衰，正邪斗争剧烈的一系列证候。③形成：外感六淫初、中期，或痰、食、血、水滞留体内的内伤病。④表现：体质壮实，精神亢奋，壮热烦躁，疼痛拒按，二便不通，脉实有力等。

（2）精气夺则虚：①含义：主要指正气不足，以正气虚为矛盾主要方面的病理反应。②特点：精、气、血、津液亏少和功能衰弱以及脏腑经络功能减退，使机体抗病能力低下，正邪斗争不激烈的一系列虚弱、不足的证候。③形成：先天禀赋不足、病后亏虚、多种慢性病耗损、邪气损害等。④表现：体质瘦弱，神疲乏力，声低气微，自汗，盗汗，疼痛喜按，二便失禁，五心烦热，畏寒肢冷，脉虚无力等。

16. 亡阴亡阳的区别　亡阴，以汗热而黏，四肢温和，舌红而干，脉细数无力等为特征。亡阳，以肢冷汗凉，舌淡白而润，脉微细欲绝为特征。

【方法指津】

1. 在病因学习中，应重点掌握各致病因素的致病特点，结合临床四诊收集资料，分析疾病证候特征，辨证求因。

2. 掌握正气与邪气在疾病中的作用，理清正邪斗争关系与疾病转归之间的联系，从而为今后临床判断疾病预后打下基础。

3. 分析病机要以脏腑功能特征为核心，明确病变部位，提出病机重点、病理属性和病理演变，并剖析病机中的疑点、难点，以加深对病机的理解与认识，为今后临床辨证论治奠定基础。

【测试习题】

一、名词解释

1. 六淫

2. 七情

3. 痰饮

4. 病机

5. 邪之所凑，其气必虚

6. 阴损及阳

7. 阳盛格阴

8. 亡阳

二、填空题

1. 寒性凝滞，是指＿＿＿＿＿＿＿＿＿＿＿＿＿＿＿。

2. 疫疠致病，具有＿＿＿＿＿＿＿＿＿＿、＿＿＿＿＿＿＿＿＿、＿＿＿＿＿＿＿＿＿、＿＿＿＿＿＿＿＿＿、＿＿＿＿＿＿＿＿＿、＿＿＿＿＿＿＿＿＿的特点。

3. 七情伤人多直接伤及内脏，怒伤＿＿＿＿＿＿＿＿，喜伤＿＿＿＿＿＿＿＿，悲忧伤＿＿＿＿＿＿＿＿，思伤＿＿＿＿＿＿＿＿，恐伤＿＿＿＿＿＿＿＿。

4. 七情伤人影响脏腑气机，怒则＿＿＿＿＿＿＿＿，喜则＿＿＿＿＿＿＿＿，悲则＿＿＿＿＿＿＿＿，恐则＿＿＿＿＿＿＿＿，惊则＿＿＿＿＿＿＿＿，思则＿＿＿＿＿＿＿＿。

5. 实，主要指＿＿＿＿＿＿＿＿亢盛，是以＿＿＿＿＿＿＿＿盛为矛盾的主要方面的一种病理反应；虚，主要指＿＿＿＿＿＿＿＿不足，是以＿＿＿＿＿＿＿＿虚损为矛盾主要方面的一种病理反应。

6. 阴虚则热与阳胜则热的病机不同，其临床表现也有区别：前者是＿＿＿＿＿＿＿＿，而有＿＿＿＿＿＿＿＿象；后者是以＿＿＿＿＿＿＿＿为主，＿＿＿＿＿＿＿＿象并不明显。

7. 气机失调引起的病理变化有气＿＿＿＿＿＿＿＿、气＿＿＿＿＿＿＿＿、气＿＿＿＿＿＿＿＿、气＿＿＿＿＿＿＿＿、气＿＿＿＿＿＿＿＿等。

8. 津液化为汗液，主要是肺的＿＿＿＿＿＿＿＿功能，津液化为尿液，主要是肾的蒸腾＿＿＿＿＿＿＿＿功能。

9. 阴阳失调的病机包括＿＿＿＿＿＿＿＿、＿＿＿＿＿＿＿＿、＿＿＿＿＿＿＿＿、＿＿＿＿＿＿＿＿、＿＿＿＿＿＿＿＿。

三、选择题

A1 型题

1. 风性善行是指风邪致病

   A. 易行遍全身而致各脏腑同时发病

   B. 善于向上向外

   C. 善于迫血妄行

D. 病位行无定处

E. 善于运行气血

2. 寒性收引是指

    A. 寒性重浊黏滞   B. 寒邪损伤阳气

    C. 寒邪阻滞气滞   D. 收敛气机，使经络筋脉挛急

    E. 寒为阴邪，易伤下部

3. 寒痹又称痛痹，主要反映了哪一致病特点

    A. 寒为阴邪   B. 寒易伤阳气   C. 寒主收引

    D. 寒性凝滞   E. 寒性重浊

4. 火邪、暑邪共同的致病特点是

    A. 易耗气伤津   B. 易于动血   C. 易于夹湿

    D. 易于生风   E. 易致痈疡

5. 干咳少痰，或痰液胶黏难咯，多因感受哪种病邪

    A. 风邪   B. 寒邪   C. 暑邪

    D. 燥邪   E. 热邪

6. 六淫中，为百病之长的邪气是

    A. 风邪   B. 暑邪   C. 热邪

    D. 湿邪   E. 寒邪

7. 易于阻碍气机而见胸闷脘痞的病邪是

    A. 寒邪   B. 瘀血   C. 湿邪

    D. 暑邪   E. 火邪

8. 湿邪与寒邪的共同致病特点是

    A. 损伤阳气   B. 阻遏气机   C. 黏腻重浊

    D. 凝滞吸引   E. 易袭阳位

9. 过怒主要影响

    A. 肺的呼吸   B. 肝的疏泄   C. 脾的统血

    D. 肾的纳气   E. 脾的运化

10. 过度悲伤，则易损伤

    A. 肝气   B. 肺气   C. 脾气

    D. 心气   E. 肾气

11. 久卧伤

    A. 精   B. 筋   C. 气   D. 血   E. 肉

12. 恐惧过度，则易损伤

    A. 肝气   B. 肺气   C. 脾气

    D. 心气   E. 肾气

13. 过饥主要损伤

    A. 脾胃   B. 心肾   C. 肝肾

    D. 心脾   E. 心肺

14. 劳逸失常**不包括**

 A. 劳力过度   B. 劳神过度   C. 房劳过度

 D. 安逸过度   E. 饮食过度

15. 属于病理产物的致病因素是

 A. 六淫   B. 疠气   C. 痰饮

 D. 寄生虫   E. 药邪

16. 气滞导致疼痛的特点是

 A. 刺痛   B. 冷痛   C. 灼痛

 D. 胀痛   E. 隐痛

17. 肌肤甲错,脉涩,多见于

 A. 气滞   B. 血瘀   C. 血寒   D. 血热   E. 血虚

18. 外伤和寄生虫属于

 A. 其他病因   B. 外伤因素   C. 外感病因

 D. 内伤病因   E. 病理性产物

19. 痰饮停于哪个部位可以出现恶心呕吐、痞满不舒

 A. 头   B. 咽   C. 肺   D. 胃   E. 心

20. 下列**不属于**痰饮范畴的有

 A. 支饮   B. 悬饮   C. 溢饮   D. 风寒   E. 痰饮

21. 与痰饮形成关系不大的内脏是

 A. 脾   B. 心   C. 肺   D. 肾   E. 三焦

22. 下列哪项**不是**结石的多发部位

 A. 大肠   B. 胃   C. 输尿管

 D. 膀胱   E. 胆

23. 疠气发生与流行因素**不包括**

 A. 社会因素   B. 气候因素   C. 环境因素

 D. 体质因素   E. 隔离因素

24. 气的升发太过或下降不及,称作

 A. 气滞   B. 气逆   C. 气陷   D. 气闭   E. 气虚

25. 下列**除哪项外**,均属于气机失调

 A. 气滞   B. 气逆   C. 气陷   D. 气闭   E. 气虚

26. 气陷的病机多与哪脏亏损关系密切

 A. 心   B. 肝   C. 脾   D. 肺   E. 肾

27. 邪正盛衰决定着

 A. 病证的寒热变化   B. 病位的表里变化   C. 疾病的虚实变化

 D. 气血的虚实变化   E. 脏腑的虚实变化

28. 阳盛格阴形成

 A. 真寒假热证   B. 真热假寒证   C. 表热里寒证

 D. 表寒里热   E. 上热下寒

29. 导致实热证的是
    A. 阴偏胜   B. 阳偏胜   C. 亡阴
    D. 阳偏衰   E. 亡阳

30. 亡阳时,最多见的症状是
    A. 口渴喜饮   B. 汗出身热   C. 面色苍白
    D. 烦躁不安   E. 四肢厥冷

A2 型题

31. 2 岁男童。突然发病,头面一身悉肿,尿少,舌苔薄白,脉浮。其病因为
    A. 风邪   B. 暑邪   C. 寒邪   D. 湿邪   E. 燥邪

32. 赵先生,40 岁。干咳少痰,痰黏难于咳出,咳甚胸痛,口鼻干燥。其病因为
    A. 风邪   B. 暑邪   C. 寒邪   D. 湿邪   E. 燥邪

33. 李女士,24 岁。月经后期,颜色紫黯,有血块,腹部冷痛,喜温,舌黯,脉迟。其
病机是
    A. 寒凝血瘀   B. 瘀血阻滞   C. 热迫血行
    D. 脾不统血   E. 肝不藏血

34. 陈先生,50 岁。关节肿胀,重痛,舌苔腻,脉滑。其病因多为
    A. 湿邪   B. 暑邪   C. 寒邪   D. 风邪   E. 燥邪

35. 王女士,20 岁。近日情绪异常,烦躁易怒,头晕胀痛,面红目赤。应考虑
    A. 怒则气上   B. 喜则气缓   C. 悲则气消
    D. 思则气结   E. 恐则气乱

36. 赵先生,30 岁。脘腹胀满,嗳腐吞酸,上吐下泻。应考虑为
    A. 饮食停滞   B. 饮食不洁   C. 饮酒过度
    D. 饮食偏嗜   E. 食物中毒

A3 型题

(37、38 题共用题干)

李先生,70 岁。经常出现胸闷、气短、心前区刺痛,疼痛可牵引至左上臂内侧。

37. 该病人的病因多为
    A. 瘀血   B. 痰饮   C. 结石   D. 湿邪   E. 燥邪

38. 若病人兼有畏寒肢冷,脉沉紧。多属于
    A. 寒凝血瘀   B. 寒痰凝聚   C. 气滞血瘀
    D. 痰湿阻滞   E. 阳气不足

(39、40 题共用题干)

李女士,35 岁。平素性急易怒,时有胁胀,近日胁胀加重。

39. 该病人疾病病机是
    A. 气虚   B. 气闭   C. 气滞   D. 气陷   E. 气逆

40. 若并见舌质瘀斑、瘀点,其病机是
    A. 气血两虚   B. 气虚血瘀   C. 血随气脱
    D. 气滞血瘀   E. 气不摄血

（41、42题共用题干）

赵先生，20岁。3日前起夜受风，次日晨出现鼻塞、流清涕、喷嚏、恶寒、全身酸痛不适等症状，近日开始出现发热微恶寒、口苦、尿短黄，舌红苔薄黄，脉数。

41. 该病人发病的病因是

    A. 风寒   B. 风热   C. 寒湿

    D. 风燥   E. 暑热

42. 该病人疾病的病机演变规律是

    A. 真寒假热   B. 真热假寒   C. 由寒转热

    D. 由热转寒   E. 寒从中生

A4 型题

（43~45题共用题干）

李先生，35岁。2日前因进食路边摊小吃后，出现腹痛腹泻，日泻10余次水样便，经治疗已缓解，刻下口渴心烦，皮肤干瘪，眼窝凹陷，舌淡白苔薄黄，脉细无力。

43. 该病人发病的病因是

    A. 寒邪   B. 疠气   C. 饮食失宜

    D. 饮食不洁   E. 饮食偏嗜

44. 该病人疾病病机演变规律是

    A. 因实致虚   B. 因虚致实   C. 真虚假实

    D. 真实假虚   E. 实中夹虚

45. 该病人的证候表现是

    A. 津亏   B. 阴虚   C. 亡阴

    D. 外燥   E. 实热

四、简答题

1. 何谓病因？致病因素包括哪些？

2. 为什么说正气不足是疾病发生的内在因素？

3. 血虚证是如何形成的？血虚证的临床表现有哪些？

4. 如何理解"大实有羸状"？

五、论述题

何谓瘀血？瘀血是如何形成的？瘀血的致病特点和病证特点有哪些？

【参考答案】

一、名词解释

1. 六淫即风、寒、暑、湿、燥、火六种外感病邪的统称。

2. 七情是指人的喜、怒、忧、思、悲、恐、惊七种精神情志活动。

3. 痰饮是水液代谢障碍所形成的病理产物，稠浊者为痰，清稀者为饮。

4. 病机即疾病发生、发展与变化的机理。

5. "凑"即靠拢，引申为侵犯。邪之所凑，其气必虚是指邪气之所以侵犯人体，是因为人体正气不足的缘故。

6. 阴损及阳是指阴液亏损较重，累及阳气生化不足，继而形成以阴虚为主的阴阳两虚的病理变化。

7. 阳盛格阴又称格阴，是指邪热极盛，阳气被郁，深伏于里，不得外达四肢，而格阴于外的一种病理变化。属于真热假寒证。

8. 亡阳是指在疾病过程中，机体的阳气发生突然性亡脱，而致全身功能突然出现严重衰竭的一种病理变化。

二、填空题

1. 寒邪导致气血凝结阻滞不通，不通则痛

2. 传染性强　易于流行　发病急骤　病情危重　一气一病　症状相似

3. 肝　心　肺　脾　肾

4. 气上　气缓　气消　气下　气乱　气结

5. 邪气　邪气　正气　正气

6. 虚　热　热　虚

7. 滞　逆　陷　闭　脱

8. 宣发　气化

9. 阴阳偏盛　阴阳偏衰　阴阳互损　阴阳格拒　阴阳转化　阴阳亡失

三、选择题

1. D	2. D	3. D	4. A	5. D	6. A	7. C	8. A
9. B	10. B	11. C	12. E	13. A	14. E	15. C	16. D
17. B	18. A	19. D	20. D	21. B	22. A	23. D	24. B
25. E	26. C	27. C	28. B	29. B	30. E	31. A	32. E
33. A	34. A	35. A	36. A	37. A	38. A	39. C	40. D
41. B	42. C	43. D	44. A	45. A			

四、简答题

1. 答：病因，即引起疾病的原因。导致疾病发生的原因多种多样，根据现代对病因的分类方法，结合致病因素与发病途径，可将病因分为外感病因、内伤病因、病理产物性病因和其他病因四类。外感病因包括六淫、疠气。内伤病因包括七情内伤、饮食失宜、劳逸过度等。病理产物性病因包括痰饮、瘀血和结石。其他病因包括外伤、寄生虫、胎传、药邪、医过等。

2. 答：正气，即人体的生理功能，主要指其对外界环境的适应能力、抗邪能力以及康复能力，简称为"正"。人体的正气，可以影响疾病的发生。正气不足是发病的内在因素。从疾病的发生看，人体脏腑功能正常，正气旺盛，气血充盈，卫外固密，病邪就难于侵入，即使邪气侵入，亦能驱邪外出，疾病也就无从发生。只有在人体正气相对虚弱，卫外不固，抗邪无力的情况下，邪气方能乘虚侵入，使人体阴阳失调，脏腑功能紊乱，而发生疾病。

3. 答：多由于失血过多，新血未能及时补充；或因脾胃虚弱，饮食营养不足，生化血液功能减退，致血液化生不足；或因慢性疾病，久病不愈，致营血暗耗；或因肾精亏损，精不化血等；或因瘀血阻滞，新血不生，而致血虚。血虚常表现为头晕健忘、形体消瘦、失眠多梦、心悸、唇甲淡白无华等特征。

4. 答："大实有羸状"是指病机的本质为"实"，但表现出"虚"的临床现象。一般是由于邪气亢盛、结聚体内、阻滞经络、气血不能外达所致，故真实假虚又称为"大实有羸状"。

五、论述题

答：瘀血是体内血运失常，血液停滞而形成的病理产物，包括血行不畅，停滞于经脉或脏腑组织内的血液，以及体内瘀积的离经之血。

（1）瘀血的形成主要有以下两方面的原因：一是气虚、气滞、血寒、血热等原因，使血行不畅而瘀滞。气为血之帅，气虚或气滞，无力推动血液的正常运行；或寒邪客于血脉，使经脉挛缩，血液凝滞不畅；或热入营血、血热搏结等，均可形成瘀血。二是因内外伤出血所致，气虚失摄或血热妄行等原因，造成血离经脉，积存于体内而形成瘀血。

（2）瘀血的致病特点

1）阻滞气机：瘀血形成，失去其正常的濡养作用，阻滞于局部，影响气的运行，故有"血瘀必兼气滞"之说。气机的郁滞，又可导致血行更加不畅，从而形成血瘀气滞、气滞血瘀的恶性循环。

2）阻碍血行：瘀血为有形之实邪，无论是瘀滞脉内，还是停积脉外，均可导致局部或全身的血液运行失常，从而影响脏腑的功能活动。

3）影响生血：瘀血阻滞体内，失去了对机体的濡养和滋润作用。瘀血日久不散，会影响气血的运行，脏腑失于濡养而功能失常，影响新血的生成，故有"瘀血不去，新血不生"之说。

（3）瘀血的病证特点

1）疼痛：一般表现为刺痛，痛有定处，拒按，且夜间更甚，或久痛不愈，反复发作。

2）肿块：瘀血积于体表者可见局部青紫肿胀，积于体内则成癥块，按之有形而质硬，有压痛，推之不移。

3）出血：瘀血所致的出血量少而不畅，血色多呈紫黯，或有瘀血块。

4）皮肤：可见面色、口唇、肌肤、爪甲青紫，久瘀则面色黧黑、肌肤甲错等。

5）舌脉：舌质紫黯或有瘀斑、瘀点，或舌下青筋暴露；脉象常见细涩，沉弦或结代等。

（闫玉慧）

第四章 | 养生、预防、治则与康复

【内容要点】

1. 概念

（1）养生：又名摄生、道生、保生等，即保养身体之谓。

（2）天年：人的自然寿命，亦即天赋之年寿。

（3）形与神：形，即人的形体；神，主要指人的精神活动。

（4）预防：是指采取各种防护措施，防止疾病的发生与发展。

（5）治则：即治疗疾病的法则。

（6）治病求本：是指治疗疾病时，必须抓住疾病的本质，并针对疾病的本质进行治疗。

（7）标与本：标，指表象；本，指本质。

（8）正治：是指逆其证候表现而治的一种常用治疗方法，又称"逆治"。

（9）反治：是指在病证的临床表现与本质相反的情况下，顺从疾病的假象而治的一种治疗方法，又称"从治"。

（10）同病异治：是指同一疾病，在发生发展变化的过程中，出现不同性质的证候，可采用不同的方法进行治疗。

（11）异病同治：是指不同的疾病，在发生发展变化的过程中，出现同一性质的证候，可采用相同的方法进行治疗。

（12）康复：是指促进伤残、病残、慢性病、老年病、急性病缓解期等疾病的恢复。

2. 养生就是根据生命发展的规律，采取能够保养身体，减少疾病，增进健康，延年益寿的手段，所进行的保健活动，是通过养精神、调饮食、练形体、慎房事、适寒温等方法实现的。

3. 养生要遵从顺应自然、形神共养、调养脾胃、保精护肾等方面的基本原则，要根据具体体质有针对性地进行调节。

4. 深入领会预防思想的两个要点，即未病先防和既病防变。要培育正气，提高抗病能力，从调摄精神、加强锻炼、顺应自然、注意饮食起居、药物预防及人工免疫等方面入手。同时还要防止病邪的侵害。既病防变就是要早期诊断、早期治疗，以防止疾病的发展与传变。

5. 治则与治法不同，治则是用以指导治疗方法的总则，而治法是在治则指导下制订的治疗疾病的具体方法，是治则的具体化。

【重点和难点解析】

1. 传变　所谓"传变"，一般认为"传"是指病情循着一定的趋向发展，"变"是指病情在某些特殊条件下发生性质的改变。传变是疾病本身发展过程中固有的阶段性的表现，也是人体脏腑经络病变依次传递的表现。疾病传变是指疾病的传变规律和过程。转化和传变不同，转化是指两种性质截然相反的病理变化之间的互相转变，如阴证和阳证、表证和里证、寒证和热证、虚证和实证之间的互相转化。而传变，则是指脏腑组织病变的转移变化。人是一个有机的整体，表里上下、脏腑组织之间，有经络气血相互沟通联络，某一部位或某一脏腑的病变，可以向其他部位或其他脏腑传变，引起疾病的发展变化。

2. "治未病"的意义　治未病是采取预防或治疗手段，防止疾病发生、发展的方法，也是中医治则学说的基本法则。它包括未病先防、既病防变两个方面的内容。防病于未然，强调摄生，预防疾病的发生；既病之后防其传变，强调早期诊断和早期治疗，及时控制疾病的发展演变。

3. 治则与治法　治则是用以指导治疗方法的总则，而治疗方法是治则的具体化，治法是从属于治则的。例如，疾病的发生、发展，都是由正邪双方力量的消长而决定的，正胜邪退则疾病向愈，邪胜正衰则病势加重。因此，扶正祛邪就是治疗疾病必须遵循的一个重要法则。在这一原则的指导下，根据具体病情，所采取的滋阴、补阳、益气、养血等治法，就是扶正的具体方法；而发汗、清热、攻下等治法，则是祛邪的具体方法。

4. "虚"与"实"　中医所说的"虚"，指正气虚；"实"，指邪气实。扶正，即扶助正气、增强体质、提高抗病能力的一种治疗原则，主要适用于以正虚为主要矛盾，而邪气也不盛的虚性病证。祛邪，即祛除邪气，削弱或祛除病邪的侵袭和损害的一种治疗原则，主要适用于邪实为主要矛盾，而正气未衰的实性病证。临床运用时，要在"扶正而不留邪，祛邪而不伤正"的原则下，根据正邪盛衰具体情况而采取扶正祛邪、祛邪扶正、攻补兼施等法。

5. 反治与正治　根据"治病求本"的治疗原则，治疗疾病必须"求本"，从错综复杂的寒热虚实真假症状中找到病证的本质，然后针对本质进行治疗，施予与病证本质性质相逆的治法和方药。既然治疗是在已经辨清病证本质之后进行的，并且只能是逆其本质来立法处方用药，那么不论疾病有无假象，只要抓住了本质，就是把握住了治疗的关键。从这个角度来认识正治与反治，应该说两者是不存在区别的。正治与反治，仅仅是在针对本质治疗时反映出来的治法性质与疾病现象真假关系上相逆或相从的两种表现形式。当疾病的本质与现象一致时，治法性质既然与本质相逆，必与现象相反；而当疾病的本质与现象不完全一致，即出现了某些假象时，则治法性质虽然仍与本质相逆，但却与假象相从（一致）。所以，从治病求本的治疗法则而言，把治法性质与疾病假象之间的逆从关系作为反治含义的主旨，意义不是很大。其实，强调反治的真正意义，表现在诊断辨证方面，主要是提示辨证须仔细，不要被假象迷惑，要透过现象（假象）找到本质，务求"治病求本"。

6. "阳中求阴，阴中求阳"与"阴阳并补"　根据阴阳互根互用的原理，一方能促进另一方的化生与壮大，因此，在治疗阴或阳的偏衰时，常酌情使用补益偏衰之反方的药物，借其阴阳互生之机，促进偏衰一方的恢复。如阴偏衰时，可在滋阴药中适当佐入温阳或益气药，以"阳中求阴"，使"阴得阳生而源泉不竭"。在治疗阳偏衰时，可在温热药中适当加入滋阴药,以"阴中求阳",使"阳得阴助而生化无穷"。需要指出的是,这里的滋阴药中加入温阳之品、温阳药中加入滋阴之品,并不是因为有阳虚或阴虚存在。加入温阳药,是鼓舞阳气以生阴液;加入滋阴之品,是为巩固阳气赖以产生的根基。阴阳并补适用于阴阳俱虚,但有先虚、主次轻重之别。阴损及阳,其阴亏为主为重,阴阳兼补,当以滋阴为主,在滋阴的基础上,酌配温润助阳之品,以求阴阳并补。阳损及阴,其阳虚为主为重,阴阳兼补,当以温阳为主,在温助阳气的基础上,配合滋阴。

【方法指津】

1. 学习掌握中医治疗的思维方法,中医学从整体观念、恒动观念出发,以辨证论治为手段,充分发挥机体的自我调节机制,以恢复阴平阳秘、内外和谐的生态平衡。中医学的思想内容丰富,如整体调治、不治已病治未病、治病求本等。学习中医养生、预防、治则与康复,必先培养中医治疗思维方法,牢固树立中医治疗观。

2. 温故而知新,新旧知识有机结合,如中医学的基本特点之一"整体观念"中,便讲了人与自然是一个统一的整体,这个知识点理解了,本章中养生原则"顺应自然"便是顺理成章的领会。"寒者热之""热者寒之""虚者补之""实者泻之"等治法,都是建立在阴阳对立制约基础之上的。

3. 字斟句酌,中医名词术语较多,内容较抽象,初学者必须注重对关键字词和句子的逐字逐句地理解和背诵,宁涩勿滑。如"养生",人们对这个词很熟悉,但很少有人能讲清什么是养生,如何养生。同学们只有深刻地理解中医术语,才能有所悟,有所得。

【测试习题】

一、名词解释

1. 体质

2. 正治

3. 异病同治

4. 治未病

5. 康复

二、填空题

1. 既病防变包括_____、_____两方面内容。

2. _____是确立治则的前提和基础,治法总是从属于一定的_____。

3. 正治与反治都是针对疾病的_____而治的,同属于_____的范畴。

4. 虚损病证表现虚候,用补益功用的药物来治疗它,被概括称为_____,此属于_____的范畴。

5. 阳损及阴者,常表现为以_____为主的阴阳两虚证,在治疗方法上应当_____、_____。

6. 根据_____来制订适宜的_____,这种原则称为"因地制宜"。

7. 人类生命的自然规律是"_____、_____、

_____、_____”。

8. 所谓治未病，包括_____和_____两方面的内容。

9. 肝属木，性喜_____，情志之伤易致肝郁，故宜以_____之
法以解其郁结，即是顺应其生理特性。

三、选择题

A1 型题

1. 奠定了养生学理论基础的著作是

    A.《左传》   B.《山海经》   C.《黄帝内经》

    D.《吕氏春秋》   E.《养生论》

2. 在饮食养生中，饮食三宜是指

    A. 食宜少，食宜凉，食宜细嚼细咽

    B. 食宜少，食宜甜，食宜细嚼细咽

    C. 食宜少，食宜甜，食宜润

    D. 食宜咸，食宜润，食宜凉

    E. 食宜软，食宜温，食宜细嚼细咽

3. 以下属于治则的是

    A. 解表   B. 温中   C. 和解   D. 消瘀   E. 祛邪

4. 所谓"从治"是指

    A. 寒者热之   B. 热者寒之   C. 虚则补之

    D. 实则泻之   E. 塞因塞用

5. 下列属于反治法的是

    A. 虚则补之   B. 实则泻之   C. 热者寒之

    D. 寒者热之   E. 通因通用

6. 下列**不属于**扶正法的是

    A. 益气   B. 养血   C. 滋阴   D. 清热   E. 补阳

7. 中医治疗疾病的根本原则是

    A. 调整阴阳   B. 治病求本   C. 扶正祛邪

    D. 同病异治   E. 异病同治

8. "热者寒之，寒者热之"是根据阴阳哪种关系确立的

    A. 制约   B. 互藏   C. 互根

    D. 消长   E. 转化

9. "见肝之病，知肝传脾"属于

    A. 既病防变   B. 未病先防   C. 标本兼治

    D. 预防为主   E. 三因制宜

10. 治疗血虚证病人，配入补气药物，机制是

    A. 气能生血   B. 气能行血

    C. 气能摄血   D. 血能养气

    E. 血能载气

A2 型题

11. 王先生，63 岁。素体气虚，反复感冒，治之以益气解表，以标本先后缓急治则思想言之，属于

    A. 标急则先治其标   B. 本急则先治其本   C. 标缓则先治其本

    D. 本缓则先治其标   E. 标本兼治

12. 陈先生，56 岁。身热面赤、口干舌燥、手足心热、脉虚大，可用加减复脉汤甘润滋阴。此为"阳病治阴""治阴"指

    A. 温散阴寒   B. 发表散寒   C. 滋阴制阳   D. 扶阳消阴   E. 阴阳并补

13. 王先生，45 岁。脚软身冷、阳痿、少腹拘急、小便清长、舌淡体胖、脉沉细数等。医生给予"益火之源，以消阴翳"的治法，可见此证为下列何项病机变化

    A. 阴偏盛   B. 阴偏衰   C. 阳偏衰

    D. 阴虚致阳亢   E. 阳虚致阴盛

14. 章先生，69 岁。四肢乏力、头晕、呼吸短促、动则汗出，辨为气虚证，当治以补气，一般认为当以何脏腑为其重点

    A. 肺与大肠   B. 心与小肠   C. 脾与胃   D. 肝与胆   E. 肾与膀胱

15. 王先生，65 岁。身半以下肿甚，手足不温，口中不渴，胸腹胀满，大便溏薄，舌苔白腻，脉沉弦而迟，辨为脾虚湿阻之证。根据脏性喜恶的理论，对于此证，适宜的治法是

    A. 甘寒生津   B. 降逆和胃   C. 清热利湿   D. 甘温燥湿   E. 滋阴养血

16. 李女士，65 岁。咳嗽、咳痰，医师开出了三拗汤，而未用含生石膏的麻杏石甘汤。因时为寒冬，在寒冷的季节里应慎用寒性药物，此用药戒律称为

    A. 热因热用   B. 寒因寒用   C. 寒者热之   D. 用寒远寒   E. 用热远热

17. 李女士，34 岁。面赤，下利清谷，手足厥逆，脉微欲绝，身反不恶热，以通脉四逆散治之。可见中医治疗疾病的根本原则是

    A. 治病求本   B. 调理气血   C. 扶正祛邪

    D. 标本缓急   E. 因人因地制宜

18. 李某，体质为气虚质，容易患何种疾病

    A. 不寐   B. 泄泻   C. 感冒   D. 中风   E. 黄疸

19. 陈先生，63 岁。肝硬化，在饮食调养方面，尤其应该

    A. 忌食脂肪   B. 忌食咸食   C. 戒酒   D. 忌食甜食   E. 戒烟

20. 董女士，40 岁。近半年来，常感腰膝酸软疼痛，耳鸣，健忘，失眠，月经量逐渐减少，形体消瘦，口燥咽干，五心烦热，夜间盗汗，舌红少津，脉细数。应选何治则

    A. 补气   B. 补血   C. 补阳   D. 补阴   E. 气血双补

A4 型题

（21~23 题共用题干）

李女士，42 岁。2 个月余未见月经，头晕目眩，心悸气短，神疲肢倦，食欲缺乏，舌淡，苔薄白，脉沉缓。

21. 此病证应选何种治则

    A. 泻其有余   B. 补其不足   C. 开宣肺气   D. 化湿和胃   E. 疏肝理气

22. 医师处方中用了较多补气养血药,这属于下列哪种治法
    A. 塞因塞用   B. 寒因寒用   C. 寒者热之   D. 用寒远寒   E. 用热远热

23. 此病人适用以下哪种食疗方法
    A. 多食梨、西瓜、荸荠等   B. 多食空心菜、生萝卜等
    C. 多食山楂、醋、玫瑰花等   D. 多食黄豆、桂圆、白扁豆、鸡肉等
    E. 多食韭菜、辣椒等

(24、25题共用题干)

王女士,79岁。四肢厥冷,恶寒,而口渴,胸腹灼热,烦躁不宁,舌红苔黄,脉弦数。

24. 此为何种病证
    A. 寒热错杂   B. 真热假寒   C. 真寒假热   D. 阴盛阳虚   E. 阴盛则寒

25. 可用下列哪种治法
    A. 热因热用   B. 寒因寒用   C. 寒者热之   D. 用寒远寒   E. 用热远热

四、简答题

1. 简述养生的基本原则。

2. 简述未病先防的概念及含义。

3. 治则与治法有何区别与联系?

五、论述题

顺应自然是养生的原则,试述其内涵。

【参考答案】

一、名词解释

1. 体质是指人体禀赋于先天,受后天多种因素影响,在其生长发育和衰老过程中,所形成的形态上和心理、生理功能上相对稳定的特征。体质包括在生长、发育过程中所形成的与自然、社会环境相适应的人体形态结构、生理功能和心理因素综合相对稳定的固有特征。

2. 正治是逆其证候表现而治的一种常用治疗方法,又称"逆治"。

3. 异病同治即不同的疾病,在发生发展变化的过程中,出现同一性质的证候,可采用相同的方法进行治疗。

4. 治未病就是采取一定措施,防止疾病的发生和发展。它包括未病先防和既病防变两个方面。

5. 康复是指促进伤残、病残、慢性病、老年病、急性病缓解期等疾病的恢复。

二、填空题

1. 早期诊治　防止传变

2. 辨证　治则

3. 本质　治病求本

4. 虚则补之　正治

5. 阳虚　扶阳为主　佐以滋阴

6. 不同的地域环境特点　治则与方药

7. 生　长　壮　老　已

8. 未病先防　既病防变

9. 条达　疏肝行气

三、选择题

1. C	2. E	3. E	4. E	5. E	6. D	7. B	8. A
9. A	10. A	11. E	12. C	13. E	14. C	15. D	16. D
17. A	18. C	19. C	20. D	21. B	22. A	23. D	24. B
25. B

四、简答题

1. 答：养生的基本原则：①顺应自然。人禀天地之气而成，并与自然界息息相通。顺应自然变化规律，人体的各种生理活动才能节律稳定而有序，阴阳才能平衡协调，人体的健康才能维系。②形神兼养。人的形体与精神活动密不可分，形为神之基，神为形之主，形者神之质，神者形之用；无形则神无以生，无神则形无以统，两者相辅相成，不可分离。③保精护肾。肾藏精，为先天之本，水火之宅，是元气、阴精的生发之源，它主持人体的生长、发育和生殖，与人的生命过程密切相关，肾中精气的盛衰，决定人的生长发育以及衰老过程，因此保精护肾是增强体质、保持健康的重要环节。④调养脾胃。脾胃为后天之本、气血生化之源、气机升降之枢纽，脾胃功能的强盛是生命活动的重要保证。五脏六腑、四肢百骸无不依赖脾胃运化而来的精微物质的充养，脾胃健运，则精微物质源源不断地产生，输送到全身，滋养五脏六腑、四肢百骸。若脾胃运化功能失常，精微物质不能化生和输布，脏腑得不到滋养而不能发挥正常功能活动，则会导致疾病。因此，调养脾胃是养生的重要原则。

2. 答：未病先防，就是在疾病未发生之前，采取各种措施来防止疾病的发生。疾病的发生，关系到邪正两个方面。正气不足是疾病发生的内在原因，邪气是疾病发生的重要条件，邪正的盛衰变化决定疾病发生、发展和变化的全过程。因此，未病先防必须从增强人体正气、提高抗病能力和防止病邪侵害两方面入手，阻止疾病的发生。

3. 答：治则与治法不同，治则是用以指导治疗方法的总则，而治法是在治则指导下制订的治疗疾病的具体方法，是治则的具体化。治法是从属于治则的。

五、论述题

答：人与天地相参，与日月相应。人以天地之气生，四时之法成。自然界是万物赖以生存的基础，为人类提供了各种生存的物质和条件，人与之息息相通。四时气候、昼夜晨昏、日月运行、地理环境等自然界的变化也直接或间接地影响人体。人类在长期进化过程中，五脏功能盛衰的生理变化顺应天地自然规律的变化，并形成了与之同步的节律性变化及自我调适的能力。顺应自然变化规律，人体的各种生理活动才能稳定而有序，阴阳才能平衡协调，人体的健康才能维系。若违背自然规律，人体各种生理活动的节律紊乱无序，阴阳失调，适应外界变化和抵御外邪能力减弱，则易患各种疾病。顺应自然，保健养生的原则来源于中医天人相应的基本理论。顺应自然，强调了人与环境的统一性。人体生存的环境包括自然环境和社会环境，人不仅有自然属性，还有社会属性，社会因素可以通过对人的精神状态和身体素质的作用而影响人类健康。顺应自然的养生原则，不仅要求人的各种活动都应顺应自然界的变化，还包括与社会环境的协调一致，这样才能养生防病。

（张立峰）

第五章 | 诊法与辨证

【内容要点】

1. 概念

（1）痄腮：腮部以耳垂为中心肿起，边缘不清，皮色不红，疼痛或触之有痛感，多为双侧，不会化脓，为痄腮，是温毒入侵所致。

（2）斑：色深红或青紫，点大成片，平铺于皮肤，抚之不碍手，压之不退色。

（3）疹：色红或白，点小如粟，或如花湴，高出皮肤，抚之碍手，压之退色。

（4）腻苔：苔质颗粒细小、质地致密、紧贴舌面，揩之不去，刮之不易脱落者，称为腻苔。

（5）谵语：神志不清，语无伦次，声高有力，属热扰心神之实证。

（6）郑声：神志不清，语言重复，时断时续，语声低弱模糊，属心气大伤、精神散乱之虚证。

（7）主诉：病人就诊时所陈述的最感痛苦的症状、体征及持续时间。

（8）自汗：日间汗出不止，活动之后更甚者为自汗，多因阳气虚损、卫阳不固。

（9）盗汗：睡时汗出，醒则汗止者为盗汗，多属阴虚内热或气阴两虚证。

（10）除中：久病重病、厌食日久者，突然思食、索食、多食，多为脾胃之气将绝之征。

（11）斜飞脉：脉不见于寸口，而从尺部斜向手背，为斜飞脉。为桡动脉解剖位置的变异，不属于病脉。

（12）反关脉：脉出现在寸口的背侧，为反关脉。为桡动脉解剖位置的变异，不属于病脉。

（13）八纲：即指阴、阳、表、里、寒、热、虚、实八个辨证的纲领。

（14）肝风内动证：泛指病人出现眩晕欲仆、抽搐、震颤等具有"动摇"特点为主的一类证候，属内风。临床常见有肝阳化风、热极生风、阴虚动风和血虚生风。

2. 假神及其临床意义　假神，是垂危病人出现精神暂时"好转"的假象。假神的表现：久病重病之人，本已失神，但突然精神转佳，目光转亮，言语不休，想见亲人；或病至语声低微断续忽而清亮起来；或原来面色晦黯突然颧赤如妆，原来毫无食欲，忽然食欲增强。这是由于精气衰竭已极，阴不敛阳，以致虚阳外越，暴露出一时"好转"的假象，是临终前的预兆。古人比喻为"残灯复明""回光返照"。临床上见于阴阳即将离绝的危候。

3. 赤色主热证　有虚实之分。热为阳邪，阳主动，气血得热则行，热盛则血脉充盈，血色上荣，故面色赤红，临床上，阳盛之外感发热，或脏腑实热，可见满面通红；阴虚火旺的虚热证，可见两颧潮红娇嫩。倘若久病重病病人，面色苍白，却时而泛红如妆，嫩红带白，游移不定，多为虚阳浮越之"戴阳证"，属真寒假热之危重证候。

4. 斑与疹的区别　斑和疹都是全身性疾病过程中显现于皮肤的症状。从肌肉而出为斑，从血络而出为疹。斑色红，点大成片，平摊于皮肤下，摸之不碍手，由于病机不同，而有阴斑与阳斑之分。疹形如粟粒，色红而高起，摸之碍手。由于病因不同，故有麻疹、风疹、隐疹之别。

5. 正常舌象的特点　舌色淡红鲜明，舌质滋润，舌体大小适中，柔软运动灵活；舌苔薄白均匀而润。即"淡红舌，薄白苔"。

6. 自汗、盗汗、战汗的特点及其临床意义　自汗是醒时出汗，活动后加重，多见于气虚、阳虚而表卫不固证候。盗汗是寐中出汗，醒后即止，多见于阴虚内热证，或气阴两虚证，或湿热内伏证。战汗是在病证沉重时，先见全身恶寒战栗，继而汗出，多在邪正相争，病变发展的转折关头出现。若汗出热退，脉静身凉，是邪去正安的佳象；若汗后仍烦躁不安，脉来疾急，为邪胜正衰的危候。

7. 阴虚、湿热、痰饮、瘀血等证之渴不多饮的临床特点　阴虚证常见口咽干燥而不多饮，夜间尤甚，见潮热、盗汗、颧红、舌红瘦少津等症。湿热证常见口渴而饮水不多，兼见头身困重、身热不扬、脘闷苔黄腻等症。痰饮证常见渴喜热饮、饮量不多，或饮后复吐，多兼头晕目眩、呕吐清水等症。瘀血证常见口干，但欲漱水而不欲咽，每兼局部刺痛、舌质瘀紫、脉涩等症。

8. 正常脉象的特点　正常脉象又称平脉，平脉形态是三部有脉，一息四至（闰以太息五至，相当于 72~80 次 /min），不浮不沉，不大不小，从容和缓，柔和有力，节律一致，尺脉沉取有一定力量，并随生理活动和气候环境的不同而有相应正常变化。这些特征在脉学中称为有胃、有神、有根，反映了机体气血充盈、脏腑功能健旺、阴阳平衡、精神安和的生理状态，是健康的标志。

9. 结脉、促脉、代脉的异同　二十八脉中节律不齐的脉象有结脉、促脉、代脉三种脉象。结脉，脉来缓而时一止，止无定数，主阴盛气结、寒痰血瘀和癥瘕积聚。促脉，脉来数而时有一止，止无定数，主阳盛实热，气血痰食停滞，亦主肿痛。代脉，脉来一止，止有定数，良久方来，主脏气衰微，亦可见于风证痛证、七情惊恐、跌打损伤等。

10. 八纲及八纲辨证　八纲，即阴、阳、表、里、寒、热、虚、实八个辨证纲领。八纲辨证是指根据望、闻、问、切的各种病情资料，运用八纲进行分析综合，从而辨别病变部位的深浅、疾病性质的寒热、邪正斗争的盛衰和疾病类别的阴阳作为辨证的纲领，称之为八纲辨证。

11. 肾阴不足与肾阳不足的临床表现　肾阴不足：面白颧赤，唇若涂丹，口燥，舌干红无苔，咽干心烦，耳鸣头晕，腰腿酸软无力，骨蒸盗汗，多梦遗精，手足心热，大便干结，舌红少苔，脉数无力等。肾阳不足：面色白，唇舌色淡，咳喘身肿，肢冷便溏，或见五更泄泻，阳痿精冷，两足痿弱，脉大无力等。

12. 肝风内动的常见证型　肝风内动的常见证型有肝阳化风、热极生风、阴虚动风、血虚生风四种。

肝阳化风以素有肝阳上亢以及突然出现肝风内动、上扰头目的征象为特征：眩晕欲仆，头痛如掣，肢体麻木或震颤，舌体颤动，舌红，脉弦细数。甚则卒然昏仆，舌强不语，口眼㖞斜，半身不遂，则为中风。

热极生风以高热与肝风共见为特征：高热烦躁，神志昏迷，抽搐项强，甚则角弓反张、两目上翻,舌红苔黄,脉弦数。

阴虚动风,多见于热病后期及内伤久病,阴液亏虚而发病者,以阴虚伴有手足蠕动为特征。

血虚生风,多由出血过多或久病血虚所引起,以血虚兼筋脉失养为主要特征:肢体麻木,手足震颤,或筋脉拘急。

13. 肾精不足的主要临床表现 肾精不足的表现:小儿发育迟缓,身体矮小,智力迟钝,囟门迟闭,骨软。成年则多见早衰,发脱齿摇。肾主生殖,肾精亏损,可见男子精少不育,女子经闭不孕,性功能减退。

【重点和难点解析】

1. 失神分虚实

(1)精亏神衰失神:精神萎靡,面色无华,两目晦黯,呼吸气微或喘促,语言错乱,形体羸瘦,动作艰难,反应迟钝,甚则神志不清。提示正气大伤、精气亏虚,属病重。

(2)邪盛神乱失神:壮热烦躁,四肢抽搐,或神昏谵语,循衣摸床,撮空理线,或卒倒神昏,两手握固,牙关紧闭。提示邪气亢盛,热扰神明,邪陷心包,或肝风挟痰蒙蔽清窍,阻闭经络,属病重。

2. 假神与重病病情好转的区别 假神是久病重病之人,某些症状突然好转,为时短暂,与疾病本质不相符,如原来面色晦黯,突然颧赤如妆;原来目黯睛迷,突然目光转亮等。而重病病情好转是一个机体逐渐恢复的过程,与病情本质一致。前者是局部突然好转,后者是整体逐渐好转。

3. 萎黄、黄胖、黄疸的辨别 面色淡黄,枯槁无光,称"萎黄"。萎黄常见于脾胃气虚、气血不足者。面黄虚浮,称为"黄胖",多是脾气虚衰、湿邪内阻所致。若面目一身俱黄,称为"黄疸"。黄疸又因病因不同而有"阴黄""阳黄"之分,黄而鲜明如橘子色者,属"阳黄",为湿热熏蒸之故;黄而晦黯如烟熏者,属"阴黄",为寒湿郁阻之故。

4. 数、滑、疾三种脉象的区别和主病 数、滑、疾三种脉象的区别在于:数脉、疾脉以至数言,而滑脉则以形、势言。滑脉往来流利,如珠走盘,应指圆滑,似数而非数,其脉率不快,一般仍一息四至;而数脉则一息五至以上(相当于每分钟脉搏在90~120次);疾脉脉率更快,一息七至八至(相当于脉率在120~140次/min)。滑脉主痰饮、食滞和实热。数脉可见于热证,有力为实热,无力为虚热,亦可见于虚阳外浮所致的病证。疾脉主阳极阴竭和元气将脱之证。

5. 弦、长、紧三脉脉象上的异同点及其主病 弦、长、紧三脉均搏指有力,而弦脉与长脉均首尾端正,直起直落,指下挺然。所不同者:弦脉虽端直以长,但其长度不超过本部,按之如按琴弦,紧张度大于长脉。长脉首尾端直,其长度超过本部,如循长竿,长而不急,其紧张度小于弦脉、紧脉。紧脉的紧张度最大,脉来绷急,左右弹指,如按转索,而无直起直落之感,其脉形亦大于弦脉。弦脉主肝胆病、诸痛、痰饮、疟疾。长脉主肝阳有余,阳盛内热等有余之证。紧脉主痛、宿食和寒证。

6. 寒邪客肺证与风寒束肺证、风寒表证的不同 寒邪客肺证,是寒邪直接犯肺所引起;风寒束肺证是外感风寒、肺气被束所引起。两者皆以咳嗽、痰稀色白为主症,所不同者，主要在于前者咳嗽较剧，不发热而寒象明显；后者咳嗽较缓，并兼恶寒发热等表证。风寒束肺证、风寒表证在临床表现上虽然非常相近，但辨证要点各有侧重。风寒束肺证以咳嗽为主症，兼见风寒表证且表证一般较轻，有时甚至不太明显；风寒表证是由于风寒客表，卫阳被遏，以恶寒发热为主症，咳嗽为次，这是两者的主要区别。

7. 脾气虚证与脾虚下陷证的联系与区别　两者都属脾气虚范畴，因而在临床上都有脾失健运及气虚的证候，如食少纳呆、腹胀便溏、神疲乏力、少气懒言等。但脾气下陷多由脾气虚发展而来，其临床表现以脾气亏虚、升举无力反而下陷为特征，出现内脏下垂，如脱肛、子宫下垂等症。两者虽都是脾气虚损的病变，但脾气虚证仅影响脾主运化的功能，其病机较单一，脾虚下陷证可以有脾的运化功能失常，但主要是脾主升清功能失常，其病机较为复杂。可以说脾气虚证是脾虚下陷证的病理基础，脾虚下陷证是脾气虚证的进一步发展，或是脾气虚的特殊表现形式。

8. 肾阳虚与肾气不固证的鉴别　两者虽均表现为肾脏功能的衰退和腰膝酸软，但前者是肾阳不足、温煦无力、虚寒内生、气化失司所致。其证候为全身寒象，如腰膝冷痛；生殖功能衰退，如女子宫寒不孕，男子阳痿不育；水液代谢障碍，水邪泛滥而致水肿，以腰以下为甚；火不生土，脾失健运所致的久泄不止，完谷不化，或五更泄泻等表现为特征。肾气不固主要是由于肾的封藏固摄功能减退所致，具体表现为：精关不固而致滑精、早泄；带脉不固致带下清稀；膀胱失约而小便失禁、遗尿，或尿后余沥，或夜尿频多；胎元不固致胎动易滑；冲任不固可致月经淋漓不断，甚至崩漏。

9. 心脾两虚与心肾不交引起失眠的鉴别　前者睡后易醒，兼见心悸乏力、舌淡脉虚等心血不足、脾虚失运的症状，见于病久失调，或劳倦思虑，或久病失血所致。后者虚烦不寐，不易入睡，甚则彻夜不寐，兼见心烦多梦、潮热盗汗、腰膝酸软、舌红脉细数等心火亢、肾水亏的症状。

10. 六经、卫气营血和三焦辨证与八纲辨证的关系　八纲辨证是各种辨证的总纲。就证候而言，六经辨证以表里定病位，寒热辨病性，虚实察正邪，阴阳分类别。三阳病多属表、实、热证；三阴病多属里、虚、寒证。六经辨证的全过程均贯穿着八纲辨证基本内容。卫气营血和三焦辨证的整个过程也体现着八纲精神。例如：卫分证与上焦肺经病证，为病邪在表；气营、血分证与中焦、下焦病证，为病邪在里，又有虚实之分。就传变而言，都遵循由表入里的传变规律。由此可见八纲统领六经、卫气营血和三焦辨证。它们之间的关系，是共性与个性的关系。

【方法指津】

1. 中医诊断的基本原理

（1）司外揣内：外，指疾病表现于外的症状、体征；内，指脏腑等内在的病理本质。就是说通过诊察其反映于外部的现象，便有可能测知内在的变动情况。

（2）见微知著：微，指微小、局部的变化；著，指明显的、整体的情况。见微知著，是指机体的某些局部，常包含着整体的生理、病理信息，通过微小的变化，可以测知整体的情况。

（3）以常衡变：常，指健康的、生理的状态；变，指异常的、病理的状态。以常衡变，是指在认识正常的基础上，发现太过或不及的异常变化。不同的色泽，脉象的虚、实、细、洪，都是相对的，是通过观察比较而作出判断。诊断疾病时，一定要注意从正常中发现异常，从对比中找出差别，进而认识疾病的本质。

2. 中医诊断的基本原则

（1）整体审察：诊断疾病时要考虑整个人体与自然环境的关系。即要把病人的局部病变看成是病人整体的病变，既要审察其外，又要审察其内，还要把病人与自然环境结合起来加以审察，才能作出正确的诊断。

（2）诊法合参：望、闻、问、切四诊各具有独特的作用，又都有局限性，不能互相替代。必须四诊并用才能全面收集辨证论治所需要的各方面资料。

（3）病证结合：病是对病症的表现特点与病情变化规律的概括。证，即证候，则是对病变发展某一阶段病人所表现出一系列症状进行分析、归纳、综合，所得出的有关病因、病性、病位等各方面情况的综合概括。一个病可以有几种不同的证候；而一个证候亦可见于多种病。诊断要明确所患疾病及所属证候，把辨病与辨证结合起来。通过辨别病证，认识疾病的本质，即所谓"辨证求因"。

【测试习题】

一、名词解释

1. 常色
2. 痄腮
3. 斑
4. 谵语
5. 潮热
6. 盗汗
7. 除中
8. 八纲

二、填空题

1. 望神的主要内容有＿＿＿＿＿＿、＿＿＿＿＿＿、＿＿＿＿＿＿、
＿＿＿＿＿＿。

2. 青色的主病为＿＿＿＿＿＿、＿＿＿＿＿＿、＿＿＿＿＿＿、
＿＿＿＿＿＿。

3. 中国人的常色为＿＿＿＿＿＿、＿＿＿＿＿＿。

4. 小儿发病囟门高突为＿＿＿＿＿＿，囟门下陷为＿＿＿＿＿＿。

5. 目与脏腑相关部位：黑珠属肝为＿＿＿＿＿＿；白睛属肺为＿＿＿＿＿＿；瞳仁属肾为＿＿＿＿＿＿；两眦血络属心为＿＿＿＿＿＿；眼睑属脾为＿＿＿＿＿＿。

6. 痰白滑而量多，易咳出者属＿＿＿＿＿＿。

7. 正常舌象为＿＿＿＿＿＿、＿＿＿＿＿＿。

8. 舌尖候＿＿＿＿＿＿，舌中候＿＿＿＿＿＿，舌边候＿＿＿＿＿＿，
舌根候＿＿＿＿＿＿。

9. 淡白舌多主_____、_____。

10. 喘以_____、_____为主,哮以_____为特征。

11. 寒热常见的类型有_____、_____、_____、
_____。

12. 病人日间出汗,活动尤甚,称为_____。

13. 平脉的特点是_____、_____、_____。

14. 滑脉的特点_____、_____。

15. 表里是辨别_____的纲领,寒热是辨别_____的纲领,虚实是辨别_____的纲领,阴阳是辨别_____的纲领。

16. 生长发育迟缓、早衰,生育功能低下,应辨为_____证。

三、选择题

A1 型题

1. 医生在临床应当
   A. 重视舌诊　　B. 四诊并用　　C. 仔细询问　　D. 精于脉诊　　E. 精于望诊

2. 久病重病病人,突然精神好转,面色无华而颧赤如妆,食欲大增,言语不休,为
   A. 得神　　　　B. 少神　　　　C. 假神　　　　D. 失神　　　　E. 神乱

3. 面目一身俱黄,面黄鲜明如橘皮色者,多是
   A. 肝郁脾虚　　B. 寒湿郁阻　　C. 阴黄　　　　D. 湿热交蒸　　E. 气血不荣

4. 腮部以耳垂为中心肿起,边缘不清,皮色不红,疼痛或触之有痛感,多为双侧,不会化脓,为
   A. 痄腮　　　　B. 瘿瘤　　　　C. 瘰疬　　　　D. 发颐　　　　E. 乳蛾

5. 神识不清,语无伦次,声高有力为
   A. 谵语　　　　B. 郑声　　　　C. 独语　　　　D. 错语　　　　E. 呓语

6. 舌边青,口燥,欲漱水不欲咽,提示
   A. 寒湿困脾　　　　　　B. 肝胆湿热　　　　　　C. 阳郁不宣
   D. 内有瘀血　　　　　　E. 肝气不舒

7. 小儿惊风常见
   A. 面色青黄　　　　　　B. 面色淡青或青黑　　　　C. 面色与口唇青紫
   D. 面色萎黄　　　　　　E. 眉间、鼻柱、唇周发青

8. 初按不甚热,按之热明显,称为
   A. 骨蒸潮热　　　　　　B. 寒热往来　　　　　　C. 身热不扬
   D. 虚阳浮越　　　　　　E. 阴虚发热

9. 除中的表现是
   A. 食欲逐渐恢复　　　　B. 食量逐渐增加　　　　C. 重病突然欲食
   D. 虽饥但不欲食　　　　E. 食量逐渐减少

10. 牢脉的脉象为
    A. 轻取不应,重按始得　　B. 三部举按均有力　　　C. 脉长而弦硬
    D. 沉取实大弦长　　　　　E. 推筋着骨始得

A2 型题

11. 王先生，24 岁。患肺痨 2 年，有潮热，盗汗，颧红，现恶寒甚，低热，头痛，无汗，舌红苔白，脉浮细数。最宜诊断为

    A. 表实热里虚热证   B. 表热里寒证   C. 表实寒里虚寒证

    D. 表实热里虚寒证   E. 表实寒里虚热证

12. 李女士，16 岁。突然昏仆，不省人事，口吐涎沫，喉有痰声，其证型为

    A. 心火亢盛证   B. 痰火扰神证   C. 胆郁痰扰证

    D. 痰蒙心神证   E. 肝阳化风证

13. 王先生，24 岁。遗精早泄，腰酸耳鸣，心烦失眠，脉细数，其证型为

    A. 肾阳虚   B. 肾精亏虚   C. 肾气不固   D. 肾阴虚   E. 心肾不交

14. 章先生，36 岁。恶风发热，口干咽燥，咳痰少而黏，不易咳出，最宜诊断为

    A. 风热犯肺证   B. 肺阴虚证   C. 肺热炽盛证

    D. 燥邪犯肺证   E. 风热犯表证

15. 王女士，48 岁。患头痛 10 年，每遇情绪不佳则发，部位在头顶部，易诊断为

    A. 太阳经头痛   B. 阳明经头痛   C. 厥阴经头痛

    D. 少阳经头痛   E. 太阴经头痛

16. 李女士，28 岁。小便赤涩、灼痛，兼见面赤口渴，心烦不寐，便干，舌红脉数，宜诊为

    A. 心火亢盛   B. 膀胱湿热   C. 心火下移   D. 阴虚火旺   E. 下焦湿热

17. 李女士，56 岁。经常干咳，口干咽燥，午后潮热，舌红少苔，其脉象应是

    A. 细数   B. 虚数   C. 浮数   D. 滑数   E. 弦数

18. 李女士，37 岁。带下量多，色黄黏稠，有腥臭气，舌红苔黄腻，其脉象应是

    A. 细数   B. 濡数   C. 浮数   D. 滑数   E. 弦数

19. 向先生，62 岁。大便黑如柏油状已 3 日，舌有紫斑，其脉象应是

    A. 弦脉   B. 滑脉   C. 沉脉   D. 涩脉   E. 洪脉

20. 王先生，46 岁。发热每遇劳累后发生或加重，乏力，自汗，气短，其证型是

    A. 阴虚   B. 阳虚   C. 气虚   D. 血虚   E. 肝郁

21. 陈先生，53 岁。发热 10 日，身热夜甚，口干少饮，心烦躁扰，鼻衄 2 次，脉细数。其舌象应是

    A. 舌红苔黄腻   B. 舌红苔黄糙   C. 舌绛苔少而干

    D. 舌绛苔少而润   E. 舌红苔白干

22. 章先生，22 岁。恶寒发热，头身疼痛，无汗，鼻塞流清涕，脉浮紧，其舌象应是

    A. 舌淡红苔薄白   B. 舌红苔黄糙   C. 舌淡红苔白厚

    D. 舌绛苔黄腻   E. 舌红苔花剥

23. 王先生，40 岁。素有高血压病史，现眩晕耳鸣，面红头胀，腰膝酸软，失眠多梦，时有遗精或性欲亢进，舌红，脉沉弦细，其病机是

    A. 阴虚内热   B. 阳虚内寒   C. 阴损及阳   D. 阴虚阳亢   E. 阴虚火旺

24. 9 岁男童。急性发病，壮热，烦渴，面红目赤，尿黄，便干，舌红苔黄，其病机是

    A. 阳盛格阴   B. 阳损及阴   C. 阳热偏盛   D. 阳盛伤阴   E. 阴盛格阳

25. 王女士,67岁。腹泻日久,脱肛,形瘦,食少,神疲乏力,舌淡脉弱,其面色应为
    A. 面色黧黑　　B. 面色淡白　　C. 面色红润　　D. 面色萎黄　　E. 面色青紫

26. 陈先生,50岁。胃脘冷痛,喜温喜按,泛吐清水,口淡不渴,舌淡嫩,脉沉迟,宜诊为
    A. 胃阳虚证　　　　　　B. 脾阳虚证　　　　　　C. 寒湿中阻证
    D. 寒滞胃肠证　　　　　E. 脾虚肝郁证

27. 某15岁女中学生。放学途中遭遇疾风暴雨后关节疼痛,一般**不会**出现
    A. 灼痛　　B. 固定痛　　C. 走窜痛　　D. 重痛　　E. 冷痛

28. 向先生,30岁。近来出现消谷善饥,舌红苔薄黄,脉数,其病机为
    A. 脾胃虚弱　　B. 肝胆湿热　　C. 虫积肠道　　D. 胃阴不足　　E. 胃火亢盛

29. 陈先生,70岁。素喜吸烟,1日2包,咳吐脓血腥臭痰1周,病属
    A. 白喉　　B. 顿咳　　C. 肺燥　　D. 肺痿　　E. 肺痈

30. 王女士,35岁。近日因晋升职称,焦急上火,口舌生疮,小便短赤,脉数,其舌质应是
    A. 舌尖红赤　　　　　　B. 舌边红赤　　　　　　C. 舌根红赤
    D. 舌中红赤　　　　　　E. 舌通体红赤

31. 某2岁男童。发结如穗,枯黄无泽,形体消瘦,属于
    A. 精血不足　　　　　　B. 疳积病　　　　　　　C. 血虚受风
    D. 血热或肾虚　　　　　E. 先天不足

32. 李女士,49岁。胁痛3个月,纳差,腹胀,面色苍黄,多见于
    A. 惊风　　B. 寒证　　C. 脾胃气虚　　D. 脾虚湿蕴　　E. 肝郁脾虚

33. 李女士,66岁。泄泻半年余,伴见面白无华,形寒肢冷,腰膝及下腹冷痛,舌淡胖,苔白滑,脉沉细,应诊为
    A. 肾阳虚证　　　　　　B. 寒湿困脾证　　　　　C. 肾气不固证
    D. 脾肾阳虚证　　　　　E. 脾阳虚证

34. 王先生,45岁。素体肥胖,1年来常感左胸憋闷疼痛,来诊时左胸部呈阵发性闷痛,时有针刺感,痛时引及左肩背内臂,胸闷心悸,咳痰较多,气短,自汗,动则尤甚,面色白,形寒肢冷,舌淡紫,苔白腻,脉沉弱时见结脉,宜诊为
    A. 心气虚证　　　　　　B. 心脾两虚证　　　　　C. 心血虚证
    D. 心脉痹阻证　　　　　E. 心阳虚证

A3 型题

(35~37题共用题干)

李女士,40岁。2个月前与邻居口角后,胸闷胁胀,善太息,未经治疗,病情逐渐加重。来诊时症见胸胁乳房少腹胀闷窜痛,情志抑郁,苔薄白,脉弦。

35. 该病人最宜诊为
    A. 肝血虚证　　　　　　B. 肝胆湿热证　　　　　C. 湿热蕴脾证
    D. 肝郁气滞证　　　　　E. 肝阴虚证

36. 该病人还可能出现以下哪些症状
    A. 大便稀溏
    B. 咽部有异物感,吐之不出,咽之不下,经行腹痛

C. 小便黄赤

D. 盗汗

E. 咳嗽

37. 该病人如果未经治疗,最易发展成什么证型

A. 肝血虚证　　　　　　B. 肝胆湿热证　　　　　　C. 肝火炽盛证

D. 肝阳上亢证　　　　　　E. 肝阴虚证

(38~40题共用题干)

谢女士,34岁。月经量少,色淡质清3个月。伴面色不华,乏力身倦,食少腹胀,心悸失眠,舌淡。

38. 该病人最宜诊为何证型

A. 气不摄血证　　　　　　B. 心脾两虚证　　　　　　C. 心血虚证

D. 脾不统血证　　　　　　E. 肝血虚证

39. 若该病人治疗,最宜采取何种治法

A. 补气养血　　B. 养心安神　　C. 补益心脾　　D. 健脾补气　　E. 滋阴养血

40. 若该病人出现视物模糊,眩晕耳鸣,爪甲不荣,肢体麻木。最可能是

A. 肝血虚证　　　　　　B. 肝阴虚证　　　　　　C. 心血虚证

D. 脾不统血证　　　　　　E. 气不摄血证

A4 型题

(41~44题共用题干)

章先生,63岁。病人嗜酒,现身目发黄2个月,下肢肿胀1周行走困难,家人送来就诊。

41. 若病人黄色鲜明,腹部痞满,肢体困重,便溏尿黄,身热不扬,舌红苔黄腻,脉濡数。其证候是

A. 肝胆湿热证　　　　　　B. 大肠湿热证　　　　　　C. 肝火上炎证

D. 湿热蕴脾证　　　　　　E. 寒湿困脾证

42. 若病人黄色晦黯,腹部痞满,肢体困重,便溏尿黄,舌淡胖苔白腻,脉濡缓。其证候是

A. 小肠实热证　　　　　　B. 肝胆湿热证　　　　　　C. 寒湿困脾证

D. 湿热蕴脾证　　　　　　E. 脾肾阳虚证

43. 若为湿热蕴脾证,其治法是

A. 健脾清热利湿　　　　　　B. 清利肝胆　　　　　　C. 补益心脾

D. 散寒除湿　　　　　　E. 健脾利湿

44. 若为寒湿蕴脾证,其治法是

A. 清热利湿　　　　　　B. 清利肝胆　　　　　　C. 温补脾肾

D. 散寒除湿健脾　　　　　　E. 芳香健脾

(45~48题共用题干)

李先生,45岁。以胸部闷痛3日,前来就诊。

45. 若要诊断为心脉痹阻证,哪项症状为必备

A. 心悸,心胸憋闷作痛,痛引肩背或内臂,时作时止

B. 舌上瘀点

C. 刺痛

D. 脉涩

E. 心悸，失眠

46. 若要诊断为肝郁气滞证，哪项为其常见病因

    A. 寒冷刺激   B. 饮食所伤   C. 情志不遂   D. 年老体衰   E. 房劳所伤

47. 若病人伴有心悸，心胸憋闷作痛，痛引肩背或内臂，时作时止。体胖痰多，身重困倦，舌苔白腻，脉沉滑，则为

    A. 心阳虚证   B. 痰阻心脉证   C. 寒凝心脉证

    D. 血瘀心脉证   E. 气滞心脉证

48. 若病人胸部闷痛伴善太息，抑郁，舌淡红，苔薄白，脉弦，应为

    A. 心阳虚证   B. 痰阻心脉证   C. 气滞心脉证

    D. 肝火炽盛证   E. 肝郁气滞证

四、简答题

1. 斑、疹如何区别？

2. 黄色主病有哪些具体表现及其临床意义？

3. 何谓潮热，有哪几种类型？

4. 红舌、绛舌的舌象特征及其意义？

5. 浮、沉、迟、数、虚、实脉的脉象特征及其主病各是什么？

6. 何谓心肾不交证？

五、论述题

1. 试述何谓假神，与重病好转如何鉴别？

2. 何谓肝风内动证？有几种类型？

【参考答案】

一、名词解释

1. 常色是指人在生理状态时的面部色泽，其特征是明润、含蓄而有血色（即无论何色应兼见红色）。

2. 痄腮是指腮部以耳垂为中心肿起，边缘不清，皮色不红，疼痛或触之有痛感，多为双侧，不会化脓，为痄腮，是温毒入侵所致。

3. 斑色深红或青紫，点大成片，平铺于皮肤，抚之不碍手，压之不退色。

4. 谵语是指神识不清，语无伦次，声高有力，属热扰心神之实证。

5. 病人发热如潮汐之定时，或定时热甚，称为潮热。

6. 睡时汗出，醒则汗止者为盗汗，多属阴虚内热或气阴两虚证。

7. 除中是指久病重病，厌食日久者，突然思食、索食、多食，多为脾胃之气将绝。

8. 八纲即指阴、阳、表、里、寒、热、虚、实八个辨证的纲领。

二、填空题

1. 眼神 神情 气色 体态

2. 寒证　痛证　瘀血　惊风

3. 红黄隐隐　明润含蓄

4. 囟填　囟陷

5. 风轮　气轮　水轮　血轮　肉轮

6. 湿痰

7. 淡红舌　薄白苔

8. 心肺　脾胃　肝胆　肾

9. 气血两虚　阳虚

10. 气息急促　呼吸困难　喉间痰鸣

11. 恶寒发热　但热不寒　但寒不热　寒热往来

12. 自汗

13. 有胃　有神　有根

14. 往来流利　如珠走盘

15. 病变部位　疾病性质　邪正盛衰　疾病证候类别

16. 肾精不足

三、选择题

1. B	2. C	3. D	4. A	5. A	6. D	7. E	8. C
9. C	10. D	11. E	12. D	13. E	14. D	15. C	16. C
17. A	18. B	19. D	20. C	21. C	22. A	23. D	24. C
25. D	26. A	27. A	28. E	29. E	30. A	31. B	32. E
33. D	34. D	35. D	36. B	37. C	38. B	39. C	40. A
41. D	42. C	43. A	44. D	45. A	46. C	47. B	48. E

四、简答题

1. 答：斑和疹都是全身性疾病过程中显现于皮肤的症状。从肌肉而出为斑，从血络而出为疹。斑色红，点大成片，平摊于皮肤下，摸之不碍手，由于病机不同，而有阴斑与阳斑之分。疹形如粟粒，色红而高起，摸之碍手。由于病因不同，故有麻疹、风疹、隐疹之别。

2. 答：黄色主虚证、湿证、黄疸。黄色五行属土，多为脾失健运，水湿不化，或气血乏源，肌肤失养所致。常见于面部、皮肤及白睛等部位。面色淡黄无泽，肌肤失荣，称为萎黄，是脾胃气虚；小儿生后遍体皆黄，多为胎黄；面黄而虚浮，称为黄胖，多因脾虚湿阻所致；面目一身皆黄属黄疸，鲜明如橘皮色为阳黄，证属湿热；晦黯如烟熏为阴黄，证属寒湿。

3. 答：潮热指病人发热如潮汐之定时，或定时热甚。

（1）阴虚潮热：每当午后或入夜低热，五心烦热，甚至有热自深层向外透发的感觉，兼见颧红、盗汗，舌红少苔等，属阴虚生内热。

（2）阳明潮热：热势较高，每于日晡（下午 3~5 时）甚，兼见腹满、便秘，属阳明腑实证。因热结于阳明，日晡为阳明经气当旺之时，故日晡热甚。

（3）湿温潮热：以午后热甚，身热不扬（肌肤初扪不觉热，扪之稍久，即感灼手）为特征。其病多在脾胃，因湿遏热伏，热难透达，所以身热不扬，多伴有胸闷、呕恶、头身困重、便溏、苔腻等症。

4. 答：舌色较正常舌色红，呈鲜红者，称为红舌。主实热、阴虚内热。较红舌更深的或略带黯红色者，谓之绛舌。主邪热入营，病有外感与内伤之分。

5. 答：浮脉：轻取即得，重按反减。主表证，亦主虚证。沉脉：轻取不应，重按始得。主里证。沉而有力为里实，沉而无力为里虚。迟脉：脉来缓慢，一息脉动不足四至（每分钟少于 60 次）。主寒证。有力为实寒证，无力为虚寒证。数脉：脉来急促，一息脉来五至以上（每分钟 90 次以上）。主热证。有力为实热，无力为虚热。虚脉：寸、关、尺三部轻取重按均无力。主虚证。实脉：寸、关、尺三部脉象坚实有力，来去俱盛。主实证。

6. 答：心肾不交证是指由于心肾水火既济失调所反映的心肾阴虚阳亢证候。临床表现为虚烦不眠，心悸健忘，眩晕耳鸣，咽干口燥，腰膝酸软，梦遗早泄，或潮热盗汗，舌红苔少，脉细数。

五、论述题

1. 答：假神是垂危病人出现的精神暂时好转的假象，是临终的预兆。临床表现为大病、久病、重病之人，原本已神昏不清，目无光彩，不欲言语，语言低微，时断时续者，突然转为神志清醒，精神转佳，目光明亮，言语不休，声音响亮，欲见亲人；原来不欲饮食，突然食欲增强，甚至暴食；原来面色晦黯，忽见两颧发红，如涂油彩等。假神表明病情恶化，脏腑精气将绝，阴不敛阳，虚阳外越，预后不良。古人喻为"残灯复明""回光返照"。

假神与重病病情好转在有机体本质上有区别。一般假神都是突然在某些症状方面一时反于原来病态，而且与疾病本质并不相符。如原来面色晦黯，突然颧赤如妆；原来目黯睛迷，然目光转亮等。而重病病情好转是机体逐渐恢复的过程，与整体变化相一致。总结起来就是前者是局部，后者是整体；前者是突然，后者是逐渐。

2. 答：肝风内动证泛指病人出现眩晕欲仆、抽搐、震颤等具有"动摇"特点为主的一类证候，属内风。临床常见有肝阳化风、热极生风、阴虚动风和血虚生风等证候。

（1）肝阳化风证：是指阴虚阳亢，肝阳升发无制，亢极化风所导致的一类动风证候。眩晕欲仆，头摇而痛，肢体震颤，言语謇涩，手足麻木，步履不正或突然昏倒，不省人事，口眼㖞斜，半身不遂，舌强不语，喉中痰鸣。舌红，苔白或腻，脉弦有力。

（2）热极生风证：是指由于邪热炽盛，燔灼肝经，引动肝风所表现的动风证候。高热，抽搐，颈项强直，两目上视，甚则角弓反张，牙关紧闭，烦躁不宁或神志昏迷，舌质红绛，苔黄燥，脉弦数。

（3）阴虚动风证：是指阴液亏虚，筋脉失养所表现的动风证候。两目干涩，视力减退，或胁肋隐隐灼痛，或见手足蠕动，头晕目眩，午后颧红，面部烘热，潮热盗汗，五心烦热，口燥咽干，舌红少苔少津，脉弦细而数。

（4）血虚生风证：是指血液亏虚、筋脉失养所表现的动风证候。视物模糊或夜盲，两目干涩，爪甲枯槁不泽，妇女可见月经量少色淡，甚至闭经，或肢体麻木，关节拘急不利，手足震颤，肌肉瞤动，头晕眼花，面唇淡白无华，舌淡，脉细。

（宋　萍　闫玉慧）

第六章 | 中药应用

【内容要点】

概念

（1）中药：是指在中医基础理论指导下用于预防和治疗疾病的药物。

（2）道地药材：是优质药材的专用名词，专指来源于原产地，质量优良，疗效卓越的药材。

（3）四气：中药的寒、热、温、凉四种不同的药性，也称为四性。

（4）五味：中药的酸、苦、甘、辛、咸五种味道；五味不仅是药物味道的反映，更重要的是对药物作用的高度概括。

（5）升降浮沉：是指药物在人体内作用的不同趋向，它是与疾病的病机或证候所表现出的趋势或趋向相对而言的。

（6）归经：是指药物对于机体某部分的选择性作用，即主要对某经（脏腑或经络）或某几经发生明显的作用，而对其他经则作用较小，甚至无作用。

（7）中药毒性：是指药物对机体所产生的不良反应和损害性，是反映药物安全程度的一种药性。

（8）中药配伍：根据病情的需要和用药法度，选择两种或两种以上的药物配合应用，称作配伍。

（9）剂量：是指一剂药中每味药物干燥后成人内服 1 日用量。

【重点和难点解析】

1. 四气与五味的关系　四气和五味是辨识药物功效的重要依据，同一药物同时具有气与味，因此两者必须结合起来以说明药物的作用，常常把中药性味合称"四气五味"或者"四性五味"。每一味中药都有气和味两个方面的性能，分别从两个不同的角度表达药物的功效。一种药物只有一种药性，但可以有多种药味。一般而言，气味相同，则功效相近；气味不同，则功效相异；味越多，功效也就越多。

2. 认识中药的毒性　毒性是指药物对机体所产生的不良反应和损害性，是反映药物安全程度的一种药性。毒性反应会引起功能障碍，造成脏腑组织器官的损伤，导致机体发生病理变化，甚至死亡。古代医家大多认为药物皆有毒，一般指药物的偏性、药性的强弱、药物的毒副作用等。中药学中，将药物对人体产生的副作用或毒性，统称为不良反应。副作用是药物在常用治疗剂量范围内出现的与治疗剂量无关的不适反应，对人体危害不大，停药后容易消除。毒性反应指药物对正常生理功能的破坏，以及对机体组织或器官造成的损害，用药时应注意避免。现代将毒性药物分为大毒、有毒、小毒三类。使用毒性药物应遵循如下原则：一是充分认识毒性药物的潜在危害，克服麻痹思想，坚持生命至上；二是合理用药，严格控制剂量；三是恰当配伍，熟练掌握用药禁忌；四是炮制、制剂、煎煮方法要有法度。

3. 临床如何利用好各种配伍关系　相须、相使能产生协同作用而增强疗效，临床用药时应当充分运用；相畏与相杀，实质是一种配伍关系的两个方面，能减轻或消除药物的毒副作用，在应用毒性药物时，应充分考虑应用；相恶、相反，互相削弱，抵消原有功效，甚至产生毒副作用，仍属配伍禁忌。

4. 服药禁忌　俗称"忌口"。一般应忌食生冷、油腻、腥膻、辛辣及其他有刺激性的食物，如文献记载有地黄、何首乌忌葱、蒜、萝卜；甘草忌鲢鱼；茯苓忌醋；使君子忌茶；蟹甲忌荬菜；薄荷忌鳖鱼；蜂蜜反生葱等。根据病证而禁忌，如热证病人忌辛辣、油腻、煎炸之品；寒证病人不宜食生冷之品；麻疹表证不宜食油腻酸涩之物；疮疖肿毒、皮肤瘙痒当忌鱼虾牛羊肉等腥膻食物；胸痹病人应忌食含油脂高的食物如油炸食品、大鱼大肉及动物内脏等；肝阳上亢病人应忌食辣椒、白酒等辛热助阳之品。临床可结合辨证的结果来选择适宜的食物，有利于提高疗效。

【方法指津】

1. 突出重点，掌握功用　中药的功效和主治证是药物学习的重点部分、是核心内容，也是联系药物性味、归经、临床选择用药等其他内容的纽带，掌握了药物的功效和主治证，就抓住了学习每一味药物的关键。

2. 把握共性，比较异同　中药学是根据药物的功用进行分类的，同一章节的药物多具有共同的功效主治范围，又分别具有各自的特点。我们在学习中首先掌握药物共同的或者相似的功用，然后通过对比了解掌握其个性，通过比较异同进行学习和记忆。不同章节的药物也具有相似的功效或主治，通过前后对比，找到药物之间的异同点，归纳总结，融会贯通，纵横联系。中药学的药味繁多，在记忆的过程中容易出现混淆及错乱，所以在学习过程中，把功效应用相近的药物进行比较，区别异同，或者对同一来源但药用部位不同，或者同一药物因炮制方法不同而导致功用有别，可以采取比较异同的方法，通过分析对比加深印象，理解掌握避免混淆。

3. 特殊内容，专门记忆　药物某些特殊的性能特点、独具特色功用等，往往有个性化的功用表达，学习过程中可以将这些特殊的描述和说法加以总结，反复记忆。如"生姜为呕家之圣药""香附为气病之总司、女科之主帅""人参为百草之王""细辛用量不过钱"等，这些说法往往起到提纲挈领的作用。

4. 反复学习，温故知新　中药学知识点琐碎繁多，不易理解记忆，且容易遗忘。通过多读多看、多做习题、多识中药标本，博闻强识，博览群书，查阅古代文献对药物出处和临床应用的记载，充分借助网络媒体了解药物最新的临床应用成果，丰富学习途径。通过不断的学习，反复地背诵，达到温故而知新的效果。

5. 互助合作，探究学习　合作探究式学习可以大大提高学习效率，是应该大力提倡的。同学之间可以三人结伴、两人结对进行学习，自行约定安排时间，通过相互提问、分享学习成果等形式进行,同时还能起到相互提醒、相互监督的作用,从而可以收到事半功倍的效果。

【测试习题】

一、名词解释

1. 中药

2. 四气

3. 五味

4. 升降浮沉

5. 配伍

6. 相畏

7. 解表药

8. 回阳救逆

9. 破气药

10. 补益药

二、填空题

1. 解表药分为＿＿＿＿＿＿＿＿＿、＿＿＿＿＿＿＿＿＿＿两类。

2. 桂枝的性味归经是＿＿＿＿＿＿＿＿＿、＿＿＿＿＿＿＿＿＿＿。

3. 桑叶、薄荷的共同功效是＿＿＿＿＿＿＿＿＿＿。

4. 柴胡的功效为＿＿＿＿＿＿＿＿＿、＿＿＿＿＿＿＿＿＿、＿＿＿＿＿＿＿＿＿。

5. 黄芩、黄连、黄柏共同的功效是＿＿＿＿＿＿＿＿＿、＿＿＿＿＿＿＿＿＿。

6. 大黄与芒硝内服均具有＿＿＿＿＿＿＿＿＿之力,但大黄主治＿＿＿＿＿＿＿＿＿便秘,而芒硝适宜大便＿＿＿＿＿＿＿＿＿便秘。

7. 厚朴功善行气消积,为消除＿＿＿＿＿＿＿＿＿的要药。

8. 凡以＿＿＿＿＿＿＿＿＿,用于治疗＿＿＿＿＿＿＿＿＿为主的药物,称为止血药。

9. 补虚药分为＿＿＿＿＿＿＿＿＿、＿＿＿＿＿＿＿＿＿、＿＿＿＿＿＿＿＿＿、＿＿＿＿＿＿＿＿＿四类。

10. 人参的功效为＿＿＿＿＿＿＿＿＿、＿＿＿＿＿＿＿＿＿、＿＿＿＿＿＿＿＿＿、＿＿＿＿＿＿＿＿＿。

三、选择题

A1 型题

1. 以下哪项属寒凉药的作用

    A. 清热泻火   B. 发散风寒   C. 息风止痉   D. 消食导滞   E. 补火助阳

2. 甘味药临床一般用于治疗

    A. 大便秘结   B. 呕吐呃逆   C. 久泻久痢   D. 表证   E. 气血不足

3. 苦味药的作用是

    A. 收涩   B. 利尿   C. 泻热   D. 补益   E. 行气

4. 确定归经理论的依据是

    A. 阴阳学说   B. 五行学说   C. 脏腑经络学说

D. 药性理论   E. 所治病证

5. 以下作用趋势为"降"的药物是

    A. 麻黄   B. 旋覆花   C. 升麻   D. 薄荷   E. 桂枝

6. 具有发散风寒作用常用于风寒表实证的解表药物是

    A. 麻黄   B. 桂枝   C. 荆芥   D. 防风   E. 葛根

7. 桑叶与菊花除疏散风热明目外，还具有的功效是

    A. 止血   B. 平肝   C. 止咳   D. 润肺   E. 解毒

8. 善去脾胃大肠湿热，为治湿热泻痢要药的是

    A. 黄芩   B. 葛根   C. 黄柏   D. 黄连   E. 石膏

9. 具有清热燥湿、泻肝胆火作用的药物是

    A. 栀子   B. 龙胆草   C. 黄芩   D. 黄连   E. 黄柏

10. 功能清热解毒，消肿散结，善治乳痈药物是

    A. 红藤   B. 白头翁   C. 鱼腥草   D. 蒲公英   E. 射干

11. 用大黄泻下攻积，最恰当的用法是

    A. 酒炒后下   B. 醋炒先煎   C. 炒炭研末服

    D. 生用后下   E. 生用先煎

12. 砂仁入汤剂宜

    A. 先煎   B. 后下   C. 冲服   D. 包煎   E. 烊化

13. 车前子**不具有**的功效是

    A. 利尿通淋   B. 渗湿止泻   C. 清肺化痰   D. 凉血止血   E. 清肝明目

14. 茵陈具有的功效是

    A. 利湿退黄，利尿通淋   B. 利尿通淋，清热解暑

    C. 利水消肿，清热解暑   D. 清利湿热，利胆退黄

    E. 利胆退黄，活血消肿

15. 下列选项中，**不属于**槟榔主治病证的是

    A. 绦虫病   B. 水肿胀满，二便不利   C. 疟疾寒热往来

    D. 食积气滞，腹胀便秘   E. 脾虚湿滞，脘痞便溏

16. 具有止血而不留瘀、化瘀而不伤正特点的止血药是

    A. 白茅根   B. 蒲黄   C. 白及   D. 三七   E. 仙鹤草

17. 具有补虚作用的收敛止血药是

    A. 三七   B. 鸡冠花   C. 白及   D. 仙鹤草   E. 棕榈炭

18. 具有活血祛瘀、止咳平喘、润肠通便作用的药物是

    A. 车前子   B. 红花   C. 薏苡仁   D. 川芎   E. 桃仁

19. 既补肝肾强筋骨，又能引火下行的药物是

    A. 桑寄生   B. 续断   C. 牛膝   D. 五加皮   E. 淫羊藿

20. 通常与化痰药配伍应用的药物是

    A. 消食药   B. 补虚药   C. 安神药

    D. 收涩药   E. 止咳平喘药

21. 既可镇心安神,又可清心解毒的药物是
    A. 琥珀　　　　B. 磁石　　　　C. 朱砂　　　　D. 龙骨　　　　E. 珍珠
22. 能治疗瘰疬痰核、癥瘕痞块的药物是
    A. 牡蛎　　　　B. 钩藤　　　　C. 天麻　　　　D. 牛黄　　　　E. 地龙
23. 麝香主治病证**不包括**
    A. 中风痰厥　　B. 月经量多　　C. 癥瘕　　　　D. 难产死胎　　E. 胸痹心痛
24. 南沙参和北沙参共有的功效是
    A. 养胃生津,清心安神　　　B. 养阴润肺,益胃生津　　　C. 滋阴润肺,健脾益气
    D. 补益肝肾,明目退翳　　　E. 滋阴清热,润肠通便
25. 既能敛肺涩肠,又能安蛔的药物是
    A. 乌梅　　　　B. 五味子　　　C. 椿皮　　　　D. 赤石脂　　　E. 莲子
26. 性味酸、微温,归肝、肾经具有补益肝肾、收敛固脱作用的药物是
    A. 五味子　　　B. 肉豆蔻　　　C. 山茱萸　　　D. 熟地黄　　　E. 首乌
27. 外用解毒杀虫疗疮,内服补火助阳通便的药物是
    A. 雄黄　　　　B. 轻粉　　　　C. 硫黄　　　　D. 白矾　　　　E. 斑蝥

四、简答题

1. 简述中药药性理论中"五味"的功效。
2. 简述麻黄的功效及应用。
3. 简述半夏、百部、瓜蒌、葶苈子在功效与应用上的异同。
4. 简述三七的功效及应用特点。
5. 简述补虚药的定义、分类及各主要治疗哪些病证。

五、论述题

1. 试述黄芪的功效及应用。
2. 王女士,28 岁,怀孕 3 个月余,现诊断为胎动不安,欲用中药安胎调理。试述出 5 种具有安胎作用的中药,并写出其功效。
3. 李某,女,35 岁,3 日前感冒,今日开始高热,伴喘促气急,咳嗽痰黄,舌红苔黄,脉洪数。试述 3 味及以上药物配伍治疗,并写出其功效。

【参考答案】

一、名词解释

1. 中药是指在中医理论指导下用来治疗疾病的药物。
2. 四气即寒、热、温、凉四种不同药性,也称四性。
3. 五味即酸、苦、甘、辛、咸五种味。
4. 升降浮沉是指药物在机体内的作用趋向,是药物性能的一种表达。
5. 配伍是指按照病情的不同需要和药物的不同特点,有选择地将两种以上的药物合在一起应用。
6. 相畏是指一药的毒性或副作用被另一药减轻或消除。
7. 解表药是指具有发散表邪的功效,用于解除表证的药物。

8. 回阳救逆即固摄阳气、挽救厥逆之义。

9. 疏畅气机,行气解郁力量峻猛的药称为破气药。

10. 凡能滋补人体气血阴阳之不足,改善脏腑功能,治疗虚证的药物,称为补益药。

二、填空题

1. 辛温解表药　辛凉解表药

2. 辛、甘、温　归心、肺、膀胱经

3. 疏散风热

4. 疏散退热　疏肝解郁　升举阳气

5. 清热燥湿　清热解毒

6. 泻下攻积　热结　燥结

7. 胀满

8. 制止体内外出血为主要功效　出血证

9. 补气药　补阳药　补血药　补阴药

10. 大补元气　补脾益肺　生津养血　安神益智

三、选择题

1. A	2. E	3. C	4. C	5. B	6. A	7. B	8. D
9. B	10. D	11. D	12. B	13. D	14. D	15. E	16. D
17. D	18. E	19. C	20. E	21. C	22. A	23. B	24. B
25. A	26. A	27. C					

四、简答题

1. 答:辛,能散、能行;甘,能补、能和、能缓;酸,能收、能涩;苦,能泻、能燥、能坚;咸,能下、能软。

2. 答:功效:发汗散寒,宣肺平喘,利水消肿。应用:风寒感冒,咳嗽气喘,风水水肿兼有表证者。

3. 答:半夏、百部、瓜蒌、葶苈子均为化痰止咳平喘药。半夏:燥湿化痰,主治湿痰咳喘。百部:润肺下气止咳,用于各种咳喘证。瓜蒌:清肺润燥,主治肺热咳嗽,痰黄黏稠难咳。葶苈子泻肺平喘,主治痰涎壅肺,咳嗽痰多。

4. 答:功效为散瘀止血,消肿定痛。应用于出血证,有止血不留瘀、化瘀不伤正的特点,尤以出血兼瘀滞者为宜。亦可应用于跌打损伤、瘀滞肿痛,为伤科之要药。

5. 答:凡能滋补人体气血阴阳之不足,改善脏腑功能,治疗虚证的药物,称为补虚药。补虚药分为补气药、补阳药、补血药和补阴药四类。

(1)补气药:具有补气的功效,能补脏腑之气,适用于各种气虚证。

(2)补血药:以滋补血液为主要作用,治疗血虚证。

(3)补阴药:具有养阴清热、润燥生津的作用,治疗阴虚证。

(4)补阳药:具有补肾壮阳、强筋健骨的作用,治疗阳虚证。

五、论述题

1. 答:功效:补气升阳,益卫固表,托毒生肌,利水消肿,益气活血。

应用:①用于脾肺气虚所致倦怠乏力、食少、便溏、中气下陷、久泻脱肛、内脏下垂者。②用于肺气虚、肌表不固、自汗、易外感者。③治气虚水湿失运水肿、小便不利者。④用于治气虚血瘀中风,半身不遂者,肢体麻木,关节痹痛。

2. 答:紫苏(发汗解表、行气安胎)、黄芩(清热解毒、燥湿安胎)、桑寄生(祛风湿、补肾安胎)、艾叶(温经、止血、安胎)、杜仲(补肝肾、强筋骨、安胎)。

3. 答:石膏、知母、浙贝母、瓜蒌、前胡、桔梗、苦杏仁之类药物。石膏、知母清热泻火,止渴除烦。浙贝母、瓜蒌、前胡清肺化痰。桔梗宣肺利咽,祛痰排脓。苦杏仁降肺气而止咳平喘。

（赵杰荣　宋　萍）

第七章 | 方剂与中成药应用

【内容要点】

1. 概念

（1）方剂：是指在辨证立法的基础上，选择适当的药物，确定用量，按照组成原则恰当配伍而成的处方。

（2）剂型：方剂组成以后，根据病情的需要和药物的特点制成一定的形态。

2. 方剂组成变化　药味增减、药量增减、剂型变化。

3. 以中药材为原料，在中医药理论指导下，按规定的处方和制剂工艺将其加工制成一定剂型的中药制品。是经临床反复使用、安全有效、剂型固定，并采取合理工艺制备成质量稳定、可控的成方中药制剂。

4. 中成药的命名方式基本沿袭了传统方剂的命名法，由体现方药特征与表示剂型的两部分组成。

5. 中成药的剂型是为适应诊断、治疗或预防疾病的需要而制备的不同给药形式，也是临床使用的最终形式。药物必须以一定的剂型给予人体才发挥疗效，一种药物可以制备成多种剂型，但剂型和给药途径不同可能产生不同的疗效。常见的剂型有注射剂、口服液体剂型（溶液型、混悬剂、乳剂）、口服固体剂型（散剂、胶囊剂、片剂、丸剂）等。

6. 中成药具有性质稳定、疗效确切、毒副作用相对较小，服用、携带、贮藏保管方便等特点。

【重点和难点解析】

1. 组方原则　方剂的组成，一般有君药、臣药、佐药和使药四个部分。君药，是方剂中针对主病或主证起主要治疗作用的药物。臣药，是辅助君药加强疗效，并对兼病或兼证起治疗作用的药物。佐药有三种意义：一是佐助药，即协助君药、臣药以加强治疗作用；二是佐制药，即消除或缓解君药、臣药的毒性或烈性；三是反佐药，即根据病情需要，用与君药性味相反而又能在治疗中起相成作用的药物。使药有两种作用：一是引经药，即能引方中诸药直达病所的药物；二是调和药，即具有调和方中诸药作用的药物。

2. 安宫牛黄丸、局方至宝散、紫雪丹均为凉开性质的成药，合称凉开"三宝"，均用于治疗热闭心包之证。但具体运用略有区别：安宫牛黄丸长于清热解毒、开窍镇惊，适用于热陷心包、神昏谵语之证；局方至宝散以化浊开窍、清热解毒为主，主治痰浊偏盛、热闭昏厥之证；紫雪丹清热解毒之效虽不及安宫牛黄丸，开窍之力不及局方至宝散，但长于息风解痉,故对热陷厥阴、神昏而有痉厥者较为适宜,此外兼有泻热通便之效。

【方法指津】

1. 方剂中的辨证要点就是用方指征。方剂的运用要抓住辨证要点。如藿香正气散是治疗外感风寒、内伤湿滞证的首要方,以恶寒、发热、头痛、胸闷、恶心呕吐、腹痛、腹泻、苔白腻、脉浮缓为证治要点;麻仁丸是润肠通便的常用方剂,以大便干结难下、时间较久、病势较缓为辨证要点;归脾丸是治疗心脾两虚、气血不足的常用方,以食少体倦、面色萎黄、心悸、失眠、健忘、崩漏、紫癜、便血、舌淡、脉细为辨证要点。

2. 根据病情轻重缓急,选择合适的药物和剂型。如急性危重期应选择起效快、作用强的药物和剂型。

3. 中成药的成分组成、药量配比一成不变,不能灵活多变、随症加减。

4. 外用中成药分为五官科类、痔疮类、皮肤类。五官科类外用中成药主要采用黏膜给药途径,适用于鼻腔、咽喉、口腔、耳、眼等疾患。处方组成以外用药如朱砂、冰片、硼砂等为主。

5. 皮肤类外用中成药主要适用于跌打损伤的瘀血肿痛、风湿痹痛、皮肤疮痈肿毒、疖腮及脘腹冷痛等。

【测试习题】

一、名词解释

1. 方剂

2. 君药

3. 臣药

4. 使药

5. 解表药

6. 补益药

二、填空题

1. 方剂的组成原则有_____、_____、_____、_____四个部分。

2. 麻黄汤的功效是_____、_____。

3. 银翘散的证治要点是_____、_____、_____、_____、_____。

4. 凡以_____为主要作用,能_____、_____的药物称为清热凉血药。

5. 峻下逐水常用药物有_____、_____、_____、_____。

6. 临床以腰膝疼痛、舌淡苔白,脉细弱为辨证要点,应选方剂是_____。

7. 主治肝血不足、阴虚内热的虚烦失眠的常用方剂是_____。

8. 越鞠丸是治疗_____的代表方。

9. 柴胡疏肝散的运用,以_____、脉弦为证治要点。

10. 枳实消痞丸的功用是_____、_____。

11. 苏子降气汤配伍肉桂的意义是_____、_____。

12. 理血剂是治疗_____证的方剂。

13. 生化汤具有_____ 和_____ 的功用。

14. 桂枝茯苓丸有_____ 和_____ 的功效。

15. 使用止血剂应本着_____ 和_____ 的原则。

16. 安神剂分为_____ 和_____ 两类。

17. 重镇安神适用于_____ 、_____所致的失眠。

18. 天王补心丹中的"三参"是_____ 、_____、_____。

19. 天王补心丹中的"二仁"是_____ 、_____。

20. 天王补心丹中的"二冬"是_____ 、_____。

21. 二陈丸是治_____痰之主方。

三、选择题

A1 型题

1. 龙胆泻肝丸中配用生地、当归的意义是
   A. 滋阴养血　　　　　　　B. 清热解毒　　　　　　　C. 养阴生津
   D. 滋肾养肝　　　　　　　E. 健脾消痞

2. 麻子仁丸的组成中**不含**
   A. 大黄　　　　　　　　　B. 芍药　　　　　　　　　C. 枳实
   D. 芒硝　　　　　　　　　E. 厚朴

3. 主治肾阳不足的方剂是
   A. 小建中汤　　　　　　　B. 平胃散　　　　　　　　C. 逍遥散
   D. 右归丸　　　　　　　　E. 半夏泻心汤

4. 下列**不属于**温里剂的方剂是
   A. 小建中汤　　　　　　　B. 越鞠丸　　　　　　　　C. 大建中汤
   D. 当归四逆汤　　　　　　E. 四逆汤

5. 下痢兼有表证，最佳选方是
   A. 藿香正气散　　　　　　B. 芍药汤　　　　　　　　C. 保和丸
   D. 参苓白术散　　　　　　E. 四神丸

6. 以清热泻火、利尿通淋为主要作用的方剂是
   A. 龙胆泻肝汤　　　　　　B. 五苓散　　　　　　　　C. 小蓟饮子
   D. 导赤散　　　　　　　　E. 八正散

7. 理中丸的功效是
   A. 温中散寒，降逆止呕
   B. 温中散寒，补气健脾
   C. 温经散寒，养血通脉
   D. 温中补虚，降逆止呕
   E. 温中补虚，和里缓急

8. 治疗湿滞脾胃证，最佳选方是
   A. 平胃散　　　　　　　　B. 清胃黄连汤　　　　　　C. 凉膈散
   D. 清胃散　　　　　　　　E. 芩连四物汤

9. 带下量多，色黄如脓，或黄白相间，或浑浊如泔水，气味秽浊。首选
    A. 完带汤   B. 易黄汤   C. 龙胆泻肝药
    D. 内补丸   E. 止带方

10. 用于食积停滞，脘腹胀满，嗳腐吞酸，不欲饮食的是
    A. 大承气汤   B. 保和丸   C. 木香顺气散
    D. 少腹逐瘀汤   E. 小建中汤

11. 越鞠丸的功效是
    A. 疏肝解郁   B. 行气解郁   C. 行气止痛
    D. 行气消食   E. 疏肝理气

12. 越鞠丸的药物组成是
    A. 柴胡、香附、川芎、神曲、陈皮
    B. 菊花、山栀、川芎、甘草、神曲
    C. 苍术、厚朴、陈皮、香附、山栀
    D. 香附、麦牙、川芎、苍术、陈皮
    E. 川芎、山栀、神曲、香附、苍术

13. 治气、血、痰、火、湿、食郁结的方剂是
    A. 半夏厚朴汤   B. 半夏泻心汤   C. 枳实消痞丸
    D. 越鞠丸   E. 保和丸

14. 柴胡疏肝丸主治
    A. 肝郁脾虚   B. 肝气郁滞   C. 肝郁化火
    D. 肝郁血瘀   E. 肝气犯胃

15. 组成中有柴胡、香附、川芎的方剂是
    A. 越鞠丸   B. 逍遥散   C. 一贯煎
    D. 四逆散   E. 柴胡疏肝丸

16. 越鞠丸中清热泻火，以治火郁的药物是
    A. 黄连   B. 黄芩   C. 山栀
    D. 石膏   E. 龙胆草

17. 活血祛瘀属于"八法"中的
    A. 温法   B. 消法   C. 下法
    D. 和法   E. 清法

18. 血府逐瘀胶囊中配伍牛膝的主要作用是
    A. 补肾活血，祛瘀通经   B. 补益肝肾，引血下行
    C. 通利血脉，引血下行   D. 活血祛瘀，利水通淋
    E. 活血祛瘀，温经通脉

19. 血府逐瘀胶囊的功用是
    A. 活血祛瘀，养血清热   B. 活血祛瘀，行气止痛
    C. 活血祛瘀，疏肝通络   D. 活血祛瘀，散结止痛
    E. 活血祛瘀，温经止痛

20. 桂枝茯苓丸证的病机是

    A. 寒凝血瘀，留阻胞宫

    B. 冲任虚寒，瘀血内停

    C. 瘀血停蓄下焦，气血瘀滞

    D. 瘀阻胞宫，损伤胎元

    E. 子宫虚冷，寒凝胞宫

21. 主治肠风脏毒下血证的最佳方剂是

    A. 四生丸   B. 十灰丸   C. 牛黄解毒丸

    D. 黄土汤   E. 槐角丸

22. 天王补心丸的组成中有

    A. 天冬、麦冬   B. 冬葵子、当归   C. 忍冬藤、丹参

    D. 冬瓜子、茯苓   E. 款冬花、五味子

23. 方中人参、丹参、玄参同用的方剂是

    A. 清营汤   B. 四妙勇安汤   C. 复元活血汤

    D. 补中益气汤   E. 天王补心汤

24. 丹参在天王补心丸中的作用是

    A. 活血祛瘀   B. 凉血活血   C. 清心活血

    D. 活血止血   E. 凉血安神

25. 天王补心丹的主治是

    A. 阳虚血少，神志不安

    B. 气虚血少，神志不安

    C. 阴虚血少，神志不安

    D. 气血两虚，神志不安

    E. 阴阳两虚，神志不安

26. 天王补心丹的功用是

    A. 益气补血，养心安神

    B. 滋阴补血，养心安神

    C. 温阳益气，养心安神

    D. 滋阴益气，养心安神

    E. 补血温阳，养心安神

27. "治痰不治脾胃，非其治也"的理论依据是

    A. 脾主统血   B. 脾主肌肉汤   C. 脾为后天之本

    D. 脾为生痰之源   E. 脾主升清

28. 治痰剂中常配伍的药物是

    A. 理气药   B. 清热药   C. 温里药

    D. 平肝药   E. 化湿药

29. 在祛痰剂正方中出现次数最多的药是

    A. 陈皮   B. 半夏   C. 茯苓   D. 枳实   E. 瓜蒌

30. 二陈丸主治
    A. 燥痰咳嗽　　　　　　B. 热痰咳嗽　　　　　　C. 湿痰咳嗽
    D. 寒痰咳嗽　　　　　　E. 风寒眩晕

31. 治湿痰证之基础方是
    A. 温胆汤　　　　　　　B. 清气化痰丸　　　　　C. 贝母瓜蒌散
    D. 半夏白术丸　　　　　E. 二陈丸

32. 治疗痰热咳嗽之代表方是
    A. 清气化痰丸　　　　　B. 温胆汤　　　　　　　C. 二陈丸
    D. 贝母瓜蒌散　　　　　E. 滚痰丸

33. 保和丸的服药时间应该是
    A. 食前　　　B. 食后　　　C. 食远　　　D. 睡前　　　E. 晨起

34. 保和丸的君药是
    A. 神曲　　　　　　　　B. 山楂　　　　　　　　C. 陈皮
    D. 莱菔子　　　　　　　E. 半夏

35. 保和丸中降逆止呕的药是
    A. 山楂　　　　　　　　B. 陈皮　　　　　　　　C. 半夏
    D. 生姜　　　　　　　　E. 生姜、半夏

36. 保和丸中清热散结的药物是
    A. 神曲　　　　　　　　B. 莱菔子　　　　　　　C. 栀子
    D. 连翘　　　　　　　　E. 连翘、栀子

37. 治疗食积的通用方是
    A. 保和丸　　　　　　　B. 越鞠丸　　　　　　　C. 枳实导滞丸
    D. 二陈汤　　　　　　　E. 健脾丸

38. 参附注射液的适应证是
    A. 大量失血　　　　　　B. 阳气暴脱　　　　　　C. 阴津大亏
    D. 全身疼痛　　　　　　E. 肝气郁结

39. 缩泉丸的君药是
    A. 乌药　　　　　　　　B. 益智仁　　　　　　　C. 山药
    D. 甘草　　　　　　　　E. 陈皮

40. 治疗五更泻的中成药是
    A. 四神丸　　　　　　　B. 缩泉丸　　　　　　　C. 桑螵蛸散
    D. 金锁固金丸　　　　　E. 补中益气丸

41. 用于补益肾阳的中成药是
    A. 四神丸　　　　　　　B. 六味地黄丸　　　　　C. 左归丸
    D. 右归丸　　　　　　　E. 归脾丸

42. 用于补益肾阴的中成药是
    A. 右归丸　　　　　　　B. 补中益气丸　　　　　C. 五子衍宗丸
    D. 十全大补丸　　　　　E. 麻子仁丸

43. 具有滋肾明目功效的中成药是
    A. 知柏地黄丸
    B. 补益蒺藜丸
    C. 桑葚膏
    D. 补肾益寿胶囊
    E. 龙胆泻肝丸

44. 属外用中成药的是
    A. 补中益气丸
    B. 紫金锭
    C. 龙胆泻肝丸
    D. 归脾丸
    E. 六味地黄丸

45. 主治水、火、电灼伤，皮肤损伤的是
    A. 如意金黄散
    B. 拔毒生肌散
    C. 京万红软膏
    D. 正骨水
    E. 片仔癀

46. 如意金黄散的君药是
    A. 苍术、厚朴
    B. 白芷、姜黄
    C. 天花粉、大黄
    D. 陈皮、厚朴
    E. 天南星、白芷

47. 正骨水属于
    A. 治疮疡剂
    B. 治烧伤剂
    C. 治外伤骨折肿痛剂
    D. 治痔肿剂
    E. 治疹痒剂

48. 关于京万红软膏说法**错误**的是
    A. 烧伤烫伤感染者禁用
    B. 孕妇慎用
    C. 出现过敏时停止使用
    D. 不可内服
    E. 创面溃烂时禁用

49. 冰硼散属于
    A. 化痰利咽剂
    B. 滋润利咽剂
    C. 化腐利咽剂
    D. 开音利咽剂
    E. 清热利咽剂

50. 如意金黄散治疗红肿、烦热、疼痛时，需要用
    A. 醋调敷
    B. 葱酒调敷
    C. 清茶调敷
    D. 蜂蜜调敷
    E. 植物油调敷

51. **不含有**朱砂的中成药有
    A. 冰硼散
    B. 养血安神片
    C. 天王补心丹
    D. 安宫牛黄丸
    E. 归脾丸

52. 七厘散中**不含有**的药物组成有
    A. 自然铜
    B. 朱砂
    C. 血竭
    D. 当归
    E. 没药

53. 关于云南白药外用剂型说法**不正确**的是
    A. 孕妇禁用
    B. 妇女月经期及哺乳期慎用
    C. 运动员慎用
    D. 过敏体质及本品过敏者慎用
    E. 服用本药第一日，忌食蚕豆、鱼类等食物

54. 紫金锭外用可以治疗
    A. 脘腹胀痛
    B. 痢疾泄泻
    C. 咳嗽
    D. 哮喘
    E. 喉风

55. 片仔癀可以清热解毒、凉血化瘀、消肿止痛，用于治疗热毒血瘀所致急慢性病毒性肝炎、痈疽疗疮、无名肿毒、跌打损伤及各种炎症，其君药为

    A. 牛黄　　　　B. 麝香　　　　C. 三七　　　　D. 麻黄　　　　E. 珍珠

A2 型题

56. 李女士，20 岁。月经先后不定，经量或多或少，色正常，经行不畅，乳房、胸胁、少腹痛，心烦易怒，两胁不适，善太息，苔薄白，脉弦。首选药为

    A. 少腹逐瘀丸　　　　　　B. 丹栀逍遥丸　　　　　　C. 木香顺气丸

    D. 开胸顺气丸　　　　　　E. 小柴胡滴丸

57. 隋先生，38 岁。胸膈痞闷，脘腹胀痛，嗳腐吞酸，恶心呕吐，饮食不消，脉弦滑。治宜选用

    A. 越鞠丸　　　　　　　　B. 四君子丸　　　　　　　C. 理中丸

    D. 半夏泻心汤　　　　　　E. 吴茱萸汤

58. 胸痛，头痛，痛如针刺，脉涩或弦紧，舌边有瘀点或瘀斑者治宜选用

    A. 苏子降气丸　　　　　　B. 失笑散　　　　　　　　C. 丹参饮

    D. 一贯煎　　　　　　　　E. 越鞠丸

59. 李先生，78 岁。突然吐血 5 日，血色鲜红，伴有口干咽燥，舌红，脉弦数，治宜选

    A. 咯血方　　　　　　　　B. 十灰丸　　　　　　　　C. 四生丸

    D. 犀角地黄汤　　　　　　E. 黄连解毒汤

60. 李女士，53 岁。反复胸闷胸痛 2 个月余来诊，心胸刺痛，痛处固定不移，每次持续 1~2 分钟，常因情志不遂而诱发，心悸不宁，心胸憋闷不适。舌质紫黯有瘀斑，脉象结代。其治疗首选方是

    A. 半夏天麻丸　　　　　　B. 脑心通胶囊　　　　　　C. 当归丸

    D. 血府逐瘀胶囊　　　　　E. 龙胆泻肝丸

61. 冲任虚寒，瘀血阻滞而致的月经不调，妇女久不受孕，应首选

    A. 四物汤　　　　　　　　B. 胶艾汤　　　　　　　　C. 痛经丸

    D. 生化丸　　　　　　　　E. 艾附暖宫丸

62. 证见虚烦少眠，心悸神疲，梦遗健忘，大便干结，口舌生疮，舌红少苔，脉细数者，治宜选用

    A. 酸枣仁胶囊　　　　　　B. 天王补心丸　　　　　　C. 归脾丸

    D. 甘麦大枣汤　　　　　　E. 朱砂安神丸

63. 王女士，35 岁。素体虚弱，面色萎黄，近来感心慌失眠，月经量多，舌淡，脉细。选用以下哪个方剂治疗

    A. 参苓白术散　　　　　　B. 补中益气丸　　　　　　C. 柏子养心丸

    D. 逍遥丸　　　　　　　　E. 知柏地黄丸

64. 证见痰多白色易咯，胸膈痞闷，恶心呕吐，肢体倦怠，或头眩心悸，舌苔白润，脉滑者，治宜选用

    A. 茯苓丸　　　　　　　　B. 温胆汤　　　　　　　　C. 小陷胸汤

    D. 二陈丸　　　　　　　　E. 苓甘五味姜辛汤

65. 证见痰稠色黄，咯之不爽，胸膈痞闷，甚则气急呕恶，舌质红苔黄腻，脉滑数者，治宜选用

    A. 滚痰丸　　　　　　　　B. 半夏白术丸　　　　　　C. 清气化痰丸

    D. 温胆汤　　　　　　　　E. 苓甘五味姜辛汤

66. 忽然发作，眩仆倒地，不省人事，甚至抽搐，目斜口歪，痰涎直流，叫喊作声者，治宜选用

    A. 镇肝息风汤　　　　　　B. 补阳还五汤　　　　　　C. 牵正散

    D. 医痫丸　　　　　　　　E. 滚痰丸

67. 婴儿腹泻属食积内停者，宜选用

    A. 保和丸　　　　　　　　B. 木香槟榔丸　　　　　　C. 健脾丸

    D. 肥儿丸　　　　　　　　E. 布袋丸

68. 食滞较重，脘腹胀满，舌苔黄腻，大便秘结，宜选用

    A. 保和丸　　　　　　　　B. 保和丸加枳实、槟榔　　C. 枳实导滞丸

    D. 木香槟榔丸　　　　　　E. 大承气汤

69. 黄芪注射液**不能**治疗的病症是

    A. 自汗　　　　　　　　　B. 心悸　　　　　　　　　C. 乏力

    D. 头痛　　　　　　　　　E. 浮肿

70. 醒脑静注射液的主要功效**不包含**

    A. 清热泻火　　　　　　　B. 疏通经络　　　　　　　C. 凉血解毒

    D. 开窍醒脑　　　　　　　E. 清热解毒

71. 清开灵注射液的主要作用**没有**

    A. 解毒利咽　　　　　　　B. 清热泻火　　　　　　　C. 疏肝理气

    D. 镇惊安神　　　　　　　E. 清热解毒

72. 天麻钩藤颗粒**不能**治疗的病症是

    A. 胸闷　　　　　　　　　B. 头痛　　　　　　　　　C. 失眠

    D. 眼花　　　　　　　　　E. 耳鸣

A3 型题

（73～75 题共用题干）

张先生，34 岁。脘腹痞胀，食少难消，口苦、大便溏薄不爽，舌苔黄腻，脉濡而数。

73. 可辨证为

    A. 食滞胃脘　　　　　　　B. 湿热蕴结　　　　　　　C. 中焦虚寒

    D. 脾气亏虚　　　　　　　E. 脾虚湿热

74. 宜选用

    A. 越鞠丸　　　　　　　　B. 四君子丸　　　　　　　C. 理中丸

    D. 半夏泻心汤　　　　　　E. 枳实消痞丸

75. 方中的主要理气药是

    A. 枳实　　　　　　　　　B. 陈皮　　　　　　　　　C. 木香

    D. 槟榔　　　　　　　　　E. 青皮

(76、77题共用题干)

张女士，25岁。漏下不止，傍晚发热，手心烦热，唇口干燥，少腹里急，腹满。

76. 治宜选用

    A. 黄土汤   B. 痛经丸   C. 血府逐瘀胶囊

    D. 桃核承气汤   E. 大黄牡丹皮汤

77. 其所治疗病证的病机是

    A. 寒凝血瘀   B. 冲任虚寒   C. 瘀血内停

    D. 下焦蓄血   E. 气血瘀滞

(78~80题共用题干)

李女士，18岁。两个月来因学习紧张，压力较大，夜间经常难以入睡，多梦，伴心悸健忘，肢倦乏力，纳少便溏，舌淡苔白，脉细弱。

78. 其辨证为

    A. 心胆气虚   B. 心脾两虚   C. 阴虚火旺

    D. 痰浊壅塞   E. 心肾不交

79. 其治法为

    A. 交通心肾，引火归元   B. 滋阴降火，养心安神

    C. 补养心脾，以生气血   D. 养血清肝，镇惊安神

    E. 益气镇惊，安神定志

80. 其最佳方剂为

    A. 甜梦胶囊   B. 天王补心丸   C. 酸枣仁汤

    D. 柏子养心丸   E. 交泰丸

(81~83题共用题干)

陈女士，28岁。眩晕头痛，胸闷呕恶，舌苔白腻，脉弦滑。

81. 治宜选用

    A. 平胃丸   B. 二陈丸   C. 茯苓丸

    D. 半夏白术丸   E. 补中益气丸

82. 其主治证是

    A. 湿痰咳嗽证   B. 热痰咳嗽证   C. 燥痰咳嗽证

    D. 寒痰咳嗽证   E. 风痰上扰证

83. 其功用是

    A. 润肺清热，理气化痰   B. 燥湿化痰，平肝息风

    C. 燥湿化痰，理气和中   D. 燥湿行气，软坚化痰

    E. 燥湿健脾，软坚化痰

(84~86题共用题干)

陈女士，48岁。见食少难消，脘腹痞闷，大便溏薄，苔腻微黄，脉虚无力。

84. 辨证为

    A. 脾虚胃弱，饮食内停   B. 脾虚胃弱，湿痰内生   C. 脾虚胃弱，中气下陷

    D. 脾虚胃弱，气机不畅   E. 脾虚胃弱，湿热内生

85. 治法是
    A. 健脾消食　　　　　　　B. 健脾益胃　　　　　　　C. 升阳止泻
    D. 行气导滞　　　　　　　E. 健脾燥湿

86. 可选最佳方剂是
    A. 保和丸　　　　　　　　B. 槟榔四消丸　　　　　　C. 枳实导滞丸
    D. 香连丸　　　　　　　　E. 健脾丸

A4 型题

（87~90题共用题干）

奚先生，68岁。咳喘短气，痰多稀白，胸膈满闷，腰痛脚软，两下肢略有浮肿，舌苔白滑，脉弦滑。

87. 此辨证分型属于
    A. 痰浊壅塞　　　　　　　B. 上盛下虚　　　　　　　C. 寒饮伏肺
    D. 肾阳亏虚　　　　　　　E. 脾阳亏虚

88. 宜选用
    A. 定喘丸　　　　　　　　B. 苏子降气丸　　　　　　C. 小青龙合剂
    D. 四磨汤　　　　　　　　E. 苓甘五味姜辛汤

89. 下肢略有浮肿的病机是
    A. 风邪束表　　　　　　　B. 痰壅气滞　　　　　　　C. 寒饮伏肺
    D. 肾元亏虚　　　　　　　E. 脾阳亏虚

90. 此证治疗时应重用下列哪味药
    A. 肉桂　　　B. 苏子　　　C. 半夏　　　D. 干姜　　　E. 细辛

（91~94题共用题干）

王先生，48岁。近3个月来失眠，加重10日，伴腰酸腿软，耳鸣遗精，心胸烦闷，多梦健忘，大便干，小便短赤，舌红少苔，脉细数。

91. 此证应辨为
    A. 气血不足，心脾两虚　　　　　　　B. 心火下移小肠
    C. 心火旺盛，火扰精室　　　　　　　D. 心肾不足，阴虚火旺
    E. 肾虚精亏，膀胱湿热

92. 治疗立法应为
    A. 滋肾清热，补心安神　　　　　　　B. 清肝泻火，宁心安神
    C. 清心利水　　　　　　　　　　　　D. 益气生血，健脾养心
    E. 补肾填精，清利湿热

93. 治疗宜选用
    A. 知柏地黄丸　　　　　　B. 导赤散　　　　　　　　C. 归脾丸
    D. 六味地黄丸　　　　　　E. 天王补心丸

94. 方中的药物有
    A. 地龙、生地　　　　　　B. 生地、桔梗　　　　　　C. 地龙、熟地
    D. 地肤子、地龙　　　　　E. 地肤子、生地

（95~98题共用题干）

李女士，25岁。咳嗽3日，咽痒，咳痰稀薄，微有恶寒发热，舌淡红，苔薄白，脉浮。

95. 治宜选用
    A. 橘红丸　　　　　　　B. 止咳宁嗽丸　　　　　　C. 小青龙合剂
    D. 强力枇杷露　　　　　E. 急支糖浆

96. 其所致病证的病机是
    A. 风邪犯肺　　B. 寒邪犯肺　　C. 燥邪犯肺　　D. 风寒束表　　E. 寒饮伏肺

97. 外感咳嗽与内伤咳嗽，下列哪项**没有**鉴别诊断意义
    A. 有无表证　　　　　　B. 起病的缓急　　　　　　C. 病程的长短
    D. 属虚属实之不同　　　E. 咳痰的多少

98. 咳嗽初起，最易"闭门留寇"的是哪类药
    A. 苦寒药　　B. 温补药　　C. 收涩药　　D. 镇咳药　　E. 通下药

（99~102题共用题干）

慢性痢疾病人，症见脘腹胀痛，下痢不畅，小便短赤，舌红苔黄腻，脉沉滑有力。

99. 病机是
    A. 脾虚胃弱，饮食停滞　　　　　B. 湿热食积，内阻肠胃
    C. 脾不升清，中气下陷　　　　　D. 脾虚胃弱，气机不畅
    E. 感受湿热之邪

100. 治法是
    A. 健脾消食　　　　　　B. 涩肠止泻　　　　　　C. 升阳止泻
    D. 消导化积，清热祛湿　E. 健脾益气，清热燥湿

101. 可选最佳方剂
    A. 保和丸　　　　　　　B. 补中益气丸　　　　　C. 枳实导滞丸
    D. 木香顺气丸　　　　　E. 保济丸

102. 方中君药是
    A. 大黄　　　　　　　　B. 枳实　　　　　　　　C. 枳实、大黄
    D. 芒硝　　　　　　　　E. 大黄、芒硝

四、简答题

1. 何谓理气剂？
2. 越鞠丸是否以香附为君？为什么？
3. 越鞠丸治气、血、痰、火、食、湿郁结，方中为什么不配伍祛痰药？
4. 柴胡疏肝散的主治病证及临床表现有哪些？
5. 何谓理血剂？
6. 血府逐瘀胶囊主治病证及临床表现有哪些？
7. 桂枝茯苓丸的服法规定极为严格，其道理是什么？
8. 生化丸为什么重用当归？
9. 天王补心丸是否以生地为君药？为什么？
10. 天王补心丹的主治病证及临床表现有哪些？

11. 祛痰剂中为何常配以理气药？

12. 你是怎样理解"善治痰者，治其生痰之源"这句话的？

13. 保和丸主治何证？证治要点是什么？

14. 枳实导滞丸主治何证？证治要点是什么？

15. 健脾丸主治何证？证治要点是什么？

16. 枳实消痞丸与健脾丸两方的用药特点及主治有何异同？

17. 开窍中成药凉开"三宝"有哪些？如何区别应用？

18. 平肝息风中成药有哪些适应证？

19. 固涩类中成药主要用于哪些病症？

20. 什么是外用中成药？

21. 常用的外用中成药的剂型有哪些？

22. 冰硼散的药物组成是什么？其临床适应证有哪些？

23. 京万红软膏的药物组成是什么？其临床适应证有哪些？

五、论述题

1. 比较苏子降气汤与小青龙汤的主治病证、临床表现、功用及主要药物配伍方面的异同。

2. 试述血府逐瘀胶囊、少腹逐瘀丸的异同点。

3. 活血祛瘀剂配伍行气药、补气药和养血药的意义是什么？

4. 比较酸枣仁汤与天王补心丹在主治、临床表现、主要配伍方面的异同。

5. 祛痰剂、理血剂、祛湿剂、消食剂中为何常配理气药？

【参考答案】

一、名词解释

1. 方剂是根据病情需要，在辨证立法的基础上合理选择药物，规定适当剂量，配伍而成的药物组合。

2. 君药又称主药，是方剂中针对主病或主证起主要治疗作用的药物。

3. 臣药又称辅药，是辅助君药加强疗效，并对兼病或兼证起治疗作用的药物。

4. 使药，一是引经药，即能引方中诸药直达病所的药物；二是调和药，即具有调和方中诸药作用的药物。

5. 凡以解表药为主组成，具有发汗、解肌、透邪外出等作用，用以治疗表证的方剂，统称解表剂。

6. 凡以补益药为主组成，具有补养人体气、血、阴、阳等作用，治疗各种虚证的方剂，统称补益剂。

二、填空题

1. 君　臣　佐　使

2. 发汗解表　宣肺平喘

3. 发热　微恶风寒　咽痛　口渴　脉浮数

4. 清热凉血　清营分热　清血分热

5. 甘遂　大戟　芫花　巴豆

6. 独活寄生汤

7. 酸枣仁汤

8. 郁证

9. 胸胁胀痛

10. 行气消痞　健脾和胃

11. 温补下元　纳气以平喘

12. 血瘀出血证

13. 化瘀生新　温经止痛

14. 活血化瘀　缓消癥块

15. 急则治标　缓则治本

16. 重镇安神　补养安神

17. 心阳偏亢　火热扰心

18. 人参　丹参　玄参

19. 酸枣仁　柏子仁

20. 天冬　麦冬

21. 湿

三、选择题

1. A	2. D	3. D	4. B	5. A	6. E	7. B	8. A
9. B	10. B	11. B	12. E	13. D	14. B	15. E	16. C
17. B	18. C	19. B	20. D	21. E	22. A	23. E	24. C
25. C	26. B	27. D	28. A	29. C	30. C	31. E	32. A
33. C	34. B	35. C	36. D	37. A	38. B	39. B	40. A
41. D	42. C	43. B	44. B	45. C	46. C	47. C	48. E
49. E	50. C	51. E	52. D	53. C	54. E	55. A	56. B
57. A	58. B	59. B	60. D	61. B	62. B	63. C	64. D
65. C	66. D	67. A	68. D	69. D	70. B	71. C	72. A
73. E	74. E	75. A	76. D	77. D	78. B	79. C	80. A
81. D	82. E	83. B	84. A	85. A	86. E	87. B	88. B
89. D	90. B	91. D	92. A	93. E	94. B	95. B	96. A
97. E	98. C	99. B	100. D	101. C	102. A		

四、简答题

1. 答：以理气药为主组成，具有行气或降气的作用，用于治疗气滞或气逆的方剂。

2. 答：是。本方主治因肝脾气机郁滞，以致血、痰、火、湿、食相因成郁。治宜行气为主，气行则血行，气畅通无阻则痰、火、湿、食自解。香附善于行气解郁。

3. 答：越鞠丸治气、血、痰、火、食、湿郁结之证，痰多由脾湿所生，亦与气、火、食有关，气机流畅，湿去火消，诸郁得解，则痰郁随之而消。

4. 答：本方主治肝气郁滞证，证见胁肋疼痛，嗳气太息，脘腹胀满，脉弦。

5. 答：凡以理血药为主组成，具有活血化瘀或止血作用，治疗瘀血或出血证的方剂，统称理血剂。

6. 答：血府逐瘀胶囊主治胸中瘀血证。证见胸痛、头痛日久，痛如针刺而有定处，唇黯或眼睑黯黑，舌黯红或有瘀斑，脉涩或弦紧为主证。

7. 答：桂枝茯苓丸属活血化瘀之剂，性多破泄，易于动血，损伤胎气，引起坠胎，故孕妇禁用。然本方所治之证，是属妇人素有瘀血痞块，造成妊娠下血不止，胎动不安，治宜渐消缓散，不可峻攻猛破，既能祛邪，又护胎元。若攻之过急，则易伤及胎元，造成坠胎。临床运用应注意掌握好用量。

8. 答：生化丸主治产后受寒致恶露不行之证，根据虚则补之、寒者温之、结者散之的理论，宜立温补兼以祛瘀之法。故方中重用当归为君药，使血气充足，经脉周流，瘀散于生新之中。

9. 答：天王补心丹是以生地为君药。因为本方所治的惊悸失眠、虚烦神疲、梦遗健忘，以及口舌生疮等症是由于心肾两虚、阴血虚少、虚火内扰所致，而生地甘寒，具有滋阴清热、养血之功，且用量独重，以针对主证主因起主要治疗作用，故为君药。

10. 答：天王补心丹主治阴血虚少、神志不安证。证见心悸失眠，虚烦神疲，梦遗健忘手足心热，口舌生疮，舌红少苔，脉细数。

11. 答：痰随气而升降，气行则痰行，同时痰多黏滞，易阻滞气机，故祛痰剂中常配伍理气药。

12. 答：脾为生痰之源，脾虚运化无力，则痰湿内停。此时治疗不但要祛除已生之痰，还要治其生痰之源，健脾助运，标本兼顾，即"善治痰者，治其生痰之源"。

13. 答：主治食积。其证治要点是脘腹胀满，嗳腐厌食，苔厚腻，脉滑。

14. 答：主治湿热食积证。其证治要点是脘腹胀痛，大便失常，苔黄腻，脉沉有力。

15. 答：主治脾虚停食证。其证治要点是脘腹痞闷，食少难消，大便溏薄，苔腻微黄，脉虚弱。

16. 答：两方均为消补兼施之剂，然前方枳实、厚朴用量独重，着重于行气、消痞，消重于补，且黄连用量大于干姜，主治虚实相兼、寒热错杂、热重于寒、实多虚少之心下痞满。而后方健脾药居多，重在健脾消食，补重于消，适用于脾虚食积。

17. 开窍中成药的凉开"三宝"是指安宫牛黄丸、局方至宝散、紫雪丹。三者的区别是：安宫牛黄丸长于清热解毒、开窍镇惊，适用于热陷心包、神昏谵语之证；局方至宝散以化浊开窍、清热解毒为主，主治痰浊偏盛、热闭昏厥之证；紫雪丹长于息风解痉，对热陷厥阴、神昏而有痉厥者较为适宜，此外兼有泻热通便之效。

18. 答：平肝息风中成药主要用于肝阳上亢、亢阳化风所导致的一系列临床病症，主要表现为头目眩晕、头额胀痛、烦闷躁扰、盛则突然昏仆、口眼㖞斜、偏身麻木、言语謇涩等。

19. 答：固涩类中成药具有收敛固摄作用，主要治疗气、血、精、津液耗散滑脱而出现的自汗、盗汗、久咳、久泻、遗精、遗尿等临床病症。

20. 答：外用中成药指中成药外敷或喷涂，通过体表皮肤、黏膜、直肠吸收而起清热解毒、活血化瘀、消肿止痛、祛风除湿、活络止痛、祛腐生新等作用的一类中成药。

21. 答：外用中成药剂型主要有散剂、锭剂、橡胶贴膏剂、膏药剂、气雾剂等，如冰硼散、紫金锭、生肌象皮膏、云南白药气雾剂等。

22. 答：冰硼散出自明代陈实功《外科正宗》，由冰片、硼砂、朱砂、玄明粉等药物组成，主要有清热解毒、消肿止痛等功用，临床用于热毒蕴结所致的咽喉疼痛、牙龈肿痛、口舌生疮。

23. 答：京万红软膏主要由地榆、栀子、大黄、血竭、乳香、没药、白蔹、五倍子、冰片等组成，方中以地榆、栀子等药清热凉血解毒为主，血竭、乳香、没药等药活血消肿止痛为辅，佐以白蔹、五倍子收敛生肌，冰片等药香窜止痛为使，全方共奏消肿止痛收敛生肌之效。京万红软膏主要用于烧伤、烫伤、刀伤、外伤、创面溃疡等症的治疗。

五、论述题

1. 答：共同点：均为祛痰降逆、止咳平喘之品，故均有祛痰止咳平喘之功，以治咳喘痰多稀白之证。不同点：苏子降气汤以苏子、厚朴、半夏、前胡配肉桂，一以降气祛痰，一以温肾纳气，适用于痰涎壅肺，兼肾不纳气之喘咳，短气而无表证者。小青龙汤以麻黄、桂枝配干姜、细辛、半夏，一以解表宣肺，一以温化寒饮，适用于内有寒饮、外感风寒之喘咳，兼恶寒发热脉浮者。

2. 答：血府逐瘀胶囊、少腹逐瘀丸均有活血化瘀止痛的功效，均治瘀血证。不同点：主治瘀血证的部位有别，功效亦各有侧重。血府逐瘀胶囊主治瘀在胸中，功效以活血祛瘀为主兼以行气止痛。少腹逐瘀丸主治瘀在少腹偏寒证，故温经止痛作用较优。

3. 答：因为气为血帅，血为气母，一阴一阳，相互为根，两者关系甚为密切，所以气行则血行，气滞则血滞，气机阻滞更加影响瘀血不散，为了增强其活血祛瘀止痛的作用，常常配伍行气药，使气行则血行，血行痛止。气虚鼓动无力，血行缓慢导致瘀血；久用逐瘀剂易伤正气，故活血化瘀剂中又常配伍补气之品，使气旺则血行。血虚多滞，瘀血日久，每耗阴血，逐瘀过猛，也易耗伤阴血，所以又常配伍补血药，使祛瘀而不伤正。

4. 答：酸枣仁汤与天王补心丹均治阴血不足，虚热内扰之心烦失眠。组成方均以养心安神、滋阴补血为主，配以清虚之品。然前者重用酸枣仁养血安神，配伍调气疏肝之川芎，酸收辛散并用，具有养血调肝之妙，证治肝血不足、虚烦不眠，伴头目眩晕、脉弦细等；后者重用生地，并与二冬、玄参等滋阴清热药为伍，更与养血安神之品相配，主治阴亏血少、心火上炎、心烦失眠、手足心热、舌红少苔、脉细数者。

5. 答：祛痰剂、理血剂、祛湿剂、消食剂四类方剂中常配有行气药。因为痰性黏滞易阻气机，故用行气药以行气导滞；另外，气行则痰行，用行气药还有利于痰涎的排出。瘀血阻滞则气机不行，故配行气药行气导滞；另外，气行则血行，用行气药还可以加速瘀血排出。湿为阴邪，其性重浊黏滞，易阻滞气机，故用行气药导滞；另外，气行则湿行，用行气药有利于湿邪排出。食本为营养物资，但停滞于胃则成为有形之邪，易致脾胃之气上下不行，故配行气药行气和胃；同时还可使脾胃气机调畅，食积难以停滞。

（张 虹 季有波 潘韦韦）

第八章 | 中医常用外治技术

【内容要点】

1. 概念

（1）经络：是经脉和络脉的总称，是人体运行气血、联系脏腑、沟通内外、贯穿上下的通道。

（2）十二皮部：十二皮部是十二经脉功能活动反映于体表的部位，也是络脉之气散布的部位。

（3）一源三歧：奇经八脉中的督脉、任脉、冲脉都起于胞中，同出于会阴，而分别循行于人体的前后中线和腹部两侧，故称为"一源三歧"。

（4）经气：经气即经络之气，概指经络运行之气及其功能活动。

（5）正经：十二经脉系十二脏腑所属的经脉，是经络系统的主体，故又称为"正经"。

（6）奇经八脉：奇经八脉是指别道奇行的经脉，包括督脉、任脉、冲脉、带脉、阴维脉、阳维脉、阴跷脉、阳跷脉共8条，故称为奇经八脉。

（7）原穴：脏腑原气输注、经过和留止于十二经脉四肢部的腧穴称为原穴。原穴有12个，对诊断和治疗脏腑疾病有着重要意义。

（8）八会穴：指脏、腑、气、血、骨、脉、筋、髓精气聚会之处。脏会章门、腑会中脘、气会膻中、血会膈俞、骨会大杼、脉会太渊、筋会阳陵泉、髓会绝骨（悬钟）。

（9）交会穴：是指两条经脉或数条经脉相会合处的腧穴，多分布在头面、躯干部。

（10）经穴：凡是归属于十二经脉与任、督二脉的腧穴，称为"十四经穴"，简称"经穴"。"五输穴"中的第四种穴也称为经穴。

（11）郄穴："郄"有空隙之意，郄穴是各经经气深聚的部位。

（12）特定穴：特定穴是十四经中的一部分腧穴，它们除具有经穴的共同主治特点外还有其特殊的性能和治疗作用，故有特别的称号，对针灸临床治疗有着重要意义。

（13）下合穴：是六腑之气下合于足三阳经的6个腧穴，又称六腑下合穴，是治疗六腑病变的常用穴。

（14）背俞穴：背俞穴是脏腑经气聚集在背（腰）部的穴位。

（15）募穴：募穴是脏腑经气聚集在胸腹部的穴位。

（16）络穴："络"有联络和散布的意思。十二经的络脉表里相通，各有1个络穴，位于四肢肘膝关节以下，加上任脉络穴鸠尾、督脉络穴长强、脾之大络大包，合称"十五络穴"。

（17）五输穴：十二经脉分布在肘、膝关节以下的井、荥、输、经、合穴，简称"五输穴"。

（18）腧穴：腧穴是人体脏腑经络之气血输注于体表的特殊部位，是针灸推拿以及其他一些外治法的施术部位。

（19）"骨度"分寸定位法：以体表骨节为主要标志折量全身各部的长度和宽度，定出分寸，作为腧穴定位的方法。

（20）一夫法：又名横指同身寸，属指寸定位法范畴，是令病人将示指、中指、无名指和小指并拢，以中指中节横纹为标准，四指横量的宽度作为3寸。常用于四肢部腧穴的直寸定取。

（21）指寸定位法：依据病人本人手指所规定的分寸来量取腧穴的定位方法，又称"手指同身寸取穴法"。常用的有3种：拇指同身寸、中指同身寸、横指同身寸。

（22）刺法：古称"砭刺"，后称"针法"，是用各种针具在人体的特定部位施以不同的刺激手法，以达到防治疾病目的的一种方法。

（23）得气：又称"气至""针感"，是指毫针刺入腧穴一定深度后，施以提插或捻转等行针手法，使针刺部位获得经气感应。即病人在针刺部位出现酸、麻、胀、重的感觉，而医者手下也有沉紧的感觉，这种针下感应就是得气。

（24）晕针：是指在针刺过程中，病人突然出现头晕目眩、面色苍白、身出冷汗、心慌气短、恶心欲吐甚至晕厥等现象。

（25）灸法：是以艾绒为主要燃烧材料，在体表一定部位或穴位上烧灼、熏熨，利用热力刺激以及药物作用来预防和治疗疾病的一种方法。

（26）拔罐疗法：指用点火或抽气等方法使罐内形成负压，使其吸附于皮肤患处或腧穴上，使局部皮肤充血或瘀血，以达到防治疾病目的的方法。

（27）推拿手法：为防治疾病，用手或肢体的其他部分，在人体体表施行的各种特定技巧的动作，称为推拿手法。

（28）刮痧疗法：是以中医经络皮部理论为基础，用边缘钝滑的刮痧器具，蘸取适量的润滑介质，在病人体表的经络、腧穴及特定部位进行单向刮拭，使局部皮下出现痧点或痧斑，以防治疾病的治疗方法。具有舒筋通络、行气活血、调整阴阳的作用。

（29）三棱针法：用特制的三棱形不锈钢针，刺破腧穴或浅表血络，放出适量的血液，或少量的液体，或挑断皮下纤维组织，以治疗疾病的方法称为三棱针法，也称为"放血疗法"。

（30）皮肤针法：运用皮肤针叩刺人体一定部位或穴位，激发经络功能，调整脏腑气血，以达到防治疾病的方法，称为皮肤针法。

（31）皮内针：皮内针法是将特制的小型针具固定于腧穴部的皮内作较长时间留针的方法，属"埋针法"。

（32）电针法：电针是用电针器输出脉冲电流，通过毫针作用于人体经络穴位以治疗疾病的方法。

（33）穴位注射疗法：是将药水注入穴位以防治疾病的一种治疗方法。它可将针刺刺激和药物的性能及对穴位的渗透作用相结合，发挥综合效应，对某些疾病有特殊的疗效。

（34）熏洗疗法：是利用药物煎汤趁热在皮肤或患处进行熏蒸、淋洗的治疗方法（一般先用药汤蒸气熏,待药液温热时再洗)。是借助药力和热力,通过皮肤、黏膜作用于机体,促使腠理疏通、脉络调和、气血流畅,从而达到预防和治疗疾病的目的。

(35)热熨疗法:是采用药物和适当的辅料经过加热处理后,敷于患部或腧穴的一种治疗方法。

2. 针刺疗法 毫针基本操作技术包括持针、进针、行针、补泻、留针和出针等。毫针针刺意外情况主要有晕针、滞针、弯针、断针等,应注意预防、妥善处理。

3. 艾灸疗法 临床常用艾灸方法有艾炷灸、艾条灸、温针灸和温灸器灸,其中艾炷灸有直接灸和间接灸;艾条灸常用悬灸,包括温和灸、雀啄灸和回旋灸。艾灸的治疗作用主要表现为温经散寒、扶阳固脱、活血化瘀及预防保健。

4. 拔罐疗法 常用的罐有玻璃罐、竹罐、陶罐、抽气罐等。罐的吸附方法有火罐法、煮罐法、抽气法。拔罐的运用方法主要有留罐、闪罐、走罐、针罐、刺血拔罐。

5. 刮痧疗法 常用的长方形刮痧板的持板方法有刮法持板方法、揉按法持板方法、拍法持板方法。常用刮痧法有刮法、角推法、点按法、角揉法、拍打法等。

6. 推拿疗法 根据手法的动作形态作为命名原则,将推拿手法分为摆动类、摩擦类、挤压类、叩击类、振动类和运动关节类六大类手法。摆动类手法包括一指禅推法、㨰法、揉法等。摩擦类手法包括摩法、擦法、搓法、抹法等。挤压类手法包括按法、拿法、捏法等。叩击类手法包括拍法、叩法、击法等。振动类手法包括抖法、振法等。运动关节类手法包括摇法、扳法、拔伸法等。

7. 其他针刺疗法 包括三棱针法、皮肤针法、皮内针、电针法、穴位注射疗法、熏洗疗法及热熨疗法等。

8. 三棱针法 包括点刺法、散刺法、刺络法、挑刺法等,具有通经活络、消肿止痛、开窍泻热等作用。其多用于治疗各种实热证、瘀血证、疼痛性病症与急症等。

9. 皮肤针法 叩刺力度有轻度、中度及重度之分。可根据疾病性质、操作部位及病人身体情况来定。

【重点和难点解析】

1. **经络** 经络系统的组成、十二经脉的循行走向、交接规律、体表分布规律、表里属络关系、十二经流注次序。

(1)经络系统的组成:经络系统由经脉和络脉组成。经脉包括十二经脉、奇经八脉和附属于十二经脉的十二经别、十二经筋、十二皮部。络脉包括十五络脉和难以计数的浮络、孙络等。

(2)十二经脉的循行走向规律:手三阴经从胸走手,手三阳经从手走头,足三阳经从头走足,足三阴经从足走腹(胸)。

(3)交接规律:相表里的阴经与阳经在四肢末端相交接,手足同名阳经在头面部交接,相互衔接的阴经在胸部交接。

(4)体表分布规律:十二经脉中六条阳经分布于四肢外侧和头面、躯干,其中上肢外侧为手三阳经,下肢外侧为足三阳经,其分布规律为阳明在前、少阳在中(侧)、太阳在后。六条阴经分布于四肢内侧和胸腹,其中,上肢内侧为手三阴经,下肢内侧为足三阴经。手三阴经的分布规律是太阴在前、厥阴在中、少阴在后。足三阴经在内踝上 8 寸以下分布规律是厥阴在前、太阴在中、少阴在后，在内踝上 8 寸以上，太阴交出厥阴之前，分布规律为太阴在前、厥阴在中、少阴在后。

（5）表里络属关系：手足三阴、三阳经，通过经别和别络的互相沟通，组合成六对"表里相合"的关系。即手阳明大肠经与手太阴肺经相表里，手少阳三焦经与手厥阴心包经相表里，手太阳小肠经与手少阴心经相表里，足阳明胃经与足太阴脾经相表里，足少阳胆经与足厥阴肝经相表里，足太阳膀胱经与足少阴肾经相表里。在循行路线上，凡有表里关系的两条经脉，分别循行于四肢内外两侧的相对位置，在四肢末端交接。

（6）流注次序：始于手太阴肺经，依次传至足厥阴肝经，再传至手太阴肺经，形成一个周而复始、如环无端的流注系统。

2. 经络的生理功能　联系脏腑，沟通肢窍；运行气血，濡养周身；传导感应，调节平衡。

3. 奇经八脉循行及生理功能　任脉行于胸腹部正中，上抵颏部，能总任一身阴经，称为"阴脉之海"。督脉行于腰背正中，上至头面，能总督一身阳经，称为"阳脉之海"。冲脉并足少阴肾经挟脐上行，环绕口唇，至目眶下，并通过其分支行脊柱，通督脉，上至头，下至足，贯穿全身。带脉起于胁下，围腰一周，犹如束带，能约束纵行诸经。阴跷脉起于足跟内侧，随足少阴肾经上行，至目内眦与阳跷脉会合。阳跷脉起于足跟外侧，伴足太阳膀胱经上行，至目内眦与阴跷脉会合，沿足太阳经上额，于项后会于足少阳经。跷脉主宰一身左右的阴阳，共同调节肢体运动和眼睑开合。阴维脉起于小腿内侧，沿腿股内侧上行，与六阴经相联系，至咽喉与任脉会合，主一身之里。阳维脉起于足跗外侧，沿股膝外侧上行，与六阳经相联系，至项后与督脉会合，主一身之表。维脉维系一身表里之阴阳，加强了机体的统一性。

4. 腧穴　掌握腧穴的分类、腧穴的取穴、定位、功能主治及配穴应用。

（1）腧穴的分类：腧穴分为经穴、经外奇穴和阿是穴三类。

（2）腧穴的定位方法：常用的腧穴定位方法有体表标志定位法、"骨度"分寸定位法、指寸定位法和简便取穴法四种。

5. 得气　得气与否与治疗效果密切相关。在针刺过程中如遇到得气较慢或不得气时，应及时调整针刺角度和深度，并检查取穴是否准确，手法是否得当等，必要时留针候气或重新提插捻转以待气至。

6. 针刺补泻　针刺补泻是根据病情需要而采用的不同的针刺操作方法。补法，指能鼓舞人体正气，使低下的功能得以恢复旺盛的操作手法，适用于虚证；泻法，指能疏泄病邪，使亢进的功能恢复正常的操作手法，适用于实证。常见的补泻手法有提插补泻、捻转补泻、徐疾补泻、迎随补泻、呼吸补泻、开阖补泻和平补平泻。

7. 推拿手法　掌握基本推拿手法是学好推拿的基础；熟练运用推拿手法，灵活掌握推拿技巧是推拿治病的关键。

8. 毫针刺法　常规手法要熟练掌握。临床实用针灸治疗学，每种病选穴、配穴思路要清晰，还有一些经验用穴也要掌握。

9. 施灸注意事项　实热证、阴虚发热者一般不适宜灸疗；对颜面五官和有大血管的部位以及关节活动部位，一般不适宜用瘢痕灸；孕妇的腹部和腰骶部也不适宜施灸。

10. 其他针刺疗法　掌握三棱针疗法、皮肤针、皮内针的概念，并能熟练操作。

11. 耳穴疗法　对于耳穴用于常见病症的治疗方法要熟练掌握，熟悉耳穴解剖位置并能准确定位。

【方法指津】

1. 牢记经络　学习经络的过程非常枯燥，经络循行抽象，腧穴内容繁杂，感觉单调难记。学习经络时要学会总结经脉循行的规律性；在经脉循行一般规律的基础上，分析其中的特殊情况，筛选特殊性；在背诵经络之前把常用术语了解清楚，方便记忆；将经脉循行与解剖部位、腧穴结合起来。论经不离穴，论穴不离经，对照学习，相得益彰。

2. 掌握腧穴　定位方法首选体表标志法，对于距离体表标志较远的部位，则加用骨度分寸法来补充。当骨度不能方便地一次折量（对折或者三折）时，辅以手指同身寸法。运用简便取穴法时应注意其特定使用条件，脱离了这个条件便不能准确应用；参考图文或者顺口溜加深理解和记忆；结合特定穴教学横向联系梳理；按照近治、远治和特殊治疗作用分析腧穴功效和主治。

3. 加强理论基础　想要学好中医外治法，一般要求熟知腧穴的概念、分类、主治规律，经络概念、经络系统的组成、经脉的循行走向、分布交接、流注次序等内容，牢记十二正经和任督二脉的循行分布、各经穴位的名称、准确定位、主治病症、刺灸方法等方面的知识。

4. 注重基本功、加强练习　在掌握了理论知识的同时，还要注重培养动手能力，平时要多练习、勤实践。在常用外治法如针刺、艾灸、拔罐、刮痧、推拿、三棱针、皮肤针、热熨疗法等技术操作方面要达到娴熟程度，需要注重课后基本功的练习。比如毫针操作需要在针包上反复练习，才可能在指力及指法方面有较好表现。

5. 注重理论与实践相结合　如推拿手法的熟练程度直接影响到治疗效果，要想学好推拿，不仅仅要学习相关的手法和基础知识，还要对中医基础理论、人体解剖学，尤其是对经络穴位有精细了解；另外还必须在手法上下足功夫，初学者可在米袋上多加练习手法，熟练地掌握推法、按法、点法、揉法、摩法等常用的几种手法；在穴位和手法掌握透彻后，还要多加实践，使用不同的手法，慢慢地达到用力均匀柔和持续的效果，从中积累经验；此外医者也要强健自己的体魄。

6. 人体穴位特别是耳穴，可以依靠歌诀、自编歌诀、趣味记忆法等，多种方法、多种途径来强化记忆。比如耳穴可以依据解剖位置进行分区记忆，也可以把人体的耳朵当作一个倒置的胎儿的缩影去想象，是通过耳朵局部去反映人体整体的全息缩影。

【测试习题】

一、名词解释

1. 腧穴

2. 经络

3. 奇经八脉

4. 阿是穴

5. 刺法

6. 灸法

7. 行针

8. 得气

9. 呼吸补泻

10. 一指禅推法

11. 滚法

12. 拿法

13. 摇法

14. 间接灸

15. 雀啄灸

16. 拔罐疗法

17. 走罐法

18. 刮痧疗法

19. 耳穴压丸

二、填空题

1. 腧穴的治疗作用有＿＿＿＿＿＿＿、＿＿＿＿＿＿＿、＿＿＿＿＿＿＿。

2. 足阳明胃经在＿＿＿＿＿＿＿承接于＿＿＿＿＿＿＿经，最后在＿＿＿＿＿＿＿交于＿＿＿＿＿＿＿经。

3. 三阴交是＿＿＿＿＿＿＿、＿＿＿＿＿＿＿、＿＿＿＿＿＿＿交会穴。

4. 眉头陷中，眶上切迹处的穴位是＿＿＿＿＿＿＿，归属＿＿＿＿＿＿＿经。

5. 足少阳胆经共有＿＿＿＿＿＿＿穴，其首穴为＿＿＿＿＿＿＿，末穴为＿＿＿＿＿＿＿。

6. 常用的行针手法有＿＿＿＿＿＿＿、＿＿＿＿＿＿＿，辅助手法有＿＿＿＿＿＿＿、＿＿＿＿＿＿＿和＿＿＿＿＿＿＿等。

7. 毫针的构造分为＿＿＿＿＿＿＿、＿＿＿＿＿＿＿、＿＿＿＿＿＿＿、＿＿＿＿＿＿＿及＿＿＿＿＿＿＿五部分。

8. 临床常用的双手进针法有＿＿＿＿＿＿＿、＿＿＿＿＿＿＿、＿＿＿＿＿＿＿和＿＿＿＿＿＿＿四种。

9. 临床常用的补泻手法有＿＿＿＿＿＿＿、＿＿＿＿＿＿＿、＿＿＿＿＿＿＿、＿＿＿＿＿＿＿、＿＿＿＿＿＿＿、＿＿＿＿＿＿＿。

10. 临床常用的灸法有＿＿＿＿＿＿＿、＿＿＿＿＿＿＿和＿＿＿＿＿＿＿三种。

11. 艾炷灸一般分为＿＿＿＿＿＿＿和＿＿＿＿＿＿＿两种。

12. 常用的间接灸有＿＿＿＿＿＿＿、＿＿＿＿＿＿＿、＿＿＿＿＿＿＿和＿＿＿＿＿＿＿。

13. 艾灸的作用主要有＿＿＿＿＿＿＿、＿＿＿＿＿＿＿、＿＿＿＿＿＿＿。

14. 三棱针法中主要的操作方法有＿＿＿＿＿＿＿、＿＿＿＿＿＿＿、

_____和_____。

15. 皮肤针法根据叩刺部位的不同分为_____、_____和_____三种刺法。

16. 根据手法的动作形态可以将推拿手法分为_____、_____、_____、_____和_____六大类。

17. 推拿手法操作的基本要求,应做到_____、_____、_____和_____,从而达到深透。

18. 临床上常用的摆动类手法有_____、_____、_____。

19. 罐的种类有很多,常用的有_____、_____、_____、_____。

20. 罐的吸附方法主要有_____、_____、_____。

21. 同时取头项、背腰、臀部以及下肢后面的腧穴应选择的体位是_____。

22. 用拇指与其他手指相对用力,将治疗部位的皮肤夹持、提起并捻搓前移,称为_____。

23. 用_____、_____、_____、_____等部位叩打体表,称为叩击类手法,主要包括_____、_____、_____等。

24. 摇法主要有_____、_____、_____、_____等。

25. 常用的艾条灸有_____、_____、_____三类。

26. 斜刺是指进针时针身与皮肤表面呈_____角左右刺入。

27. 留罐法的留置时间一般为_____分钟。

28. 拔罐法最常用而又不易烫伤皮肤的方法是_____。

三、选择题

A1 型题

1. 按十二经脉的流注顺序,下列正确的是
    A. 手少阴经→手太阳经→足少阴经
    B. 手阳明经→足阳明经→足太阴经
    C. 足少阳经→足厥阴经→手少阴经
    D. 足太阳经→手厥阴经→手少阳经
    E. 足少阴经→手厥阴经→足少阳经

2. 手足三阳经在四肢的分布规律一般是
    A. 太阳经在前　少阳经在中　阳明经在后
    B. 太阳经在前　阳明经在中　少阳经在后
    C. 阳明经在前　太阳经在中　少阳经在后
    D. 阳明经在前　少阳经在中　太阳经在后
    E. 少阳经在前　阳明经在中　太阳经在后

3. 足三阴经在内踝上6寸处的排列是
   A. 太阴在前　少阴在中　厥阴在后
   B. 厥阴在前　少阴在中　太阴在后
   C. 太阴在前　厥阴在中　少阴在后
   D. 厥阴在前　太阴在中　少阴在后
   E. 少阴在前　厥阴在中　太阴在后

4. 十二经脉交接规律中,下列哪一项是**错误**的
   A. 阴经与阴经在胸部交接
   B. 阴经与阳经在四肢末端交接
   C. 阳经与阳经在头面部交接
   D. 表里经之间互相交接
   E. 同名经之间在四肢末端交接

5. 十二经脉中相表里经的交接部位在
   A. 肢体内侧面　　　　B. 四肢末端　　　　C. 腹部
   D. 头面部　　　　　　E. 胸部

6. 足三阴经的走向规律是
   A. 从足走胸　　　　　B. 从手走头　　　　C. 从胸走手
   D. 从头走手　　　　　E. 从头走足

7. 属于手太阴经的腧穴是
   A. 少泽　　　　B. 少冲　　　　C. 少商　　　　D. 少海　　　　E. 小海

8. "入下齿中"的经脉是
   A. 足阳明胃经　　　　B. 手阳明大肠经　　　　C. 手太阳小肠经
   D. 足少阳胆经　　　　E. 督脉

9. 足阳明胃经的起始穴为
   A. 迎香　　　　　　　B. 睛明　　　　　　　C. 承泣
   D. 四白　　　　　　　E. 瞳子髎

10. 具有祛痰作用的穴位是
    A. 天枢　　　　　　　B. 解溪　　　　　　　C. 下巨虚
    D. 梁丘　　　　　　　E. 丰隆

11. 三阴交穴位于
    A. 距外踝尖上3寸,胫骨外侧缘后方
    B. 距内踝尖上4寸,胫骨内侧缘前方
    C. 距内踝尖上3寸,胫骨内侧缘后方
    D. 距外踝尖上4寸,胫骨外侧缘前方
    E. 距内踝尖上3寸,胫骨内侧缘前方

12. 十二经脉的循行中上"上挟咽,系目系"的是
    A. 三焦经　　　　　　B. 肾经　　　　　　　C. 脾经
    D. 心经　　　　　　　E. 胃经

13. 位于耳屏间切迹前，下颌髁状突后缘的穴位是

A. 耳门　　B. 下关　　C. 听会　　D. 听宫　　E. 太阳

14. 下列哪项**不是**后溪穴的主治

A. 头项强痛　　B. 耳聋　　C. 腰背痛　　D. 癫狂痫　　E. 腹痛腹泻

15. 艾灸至阴穴常用于治疗

A. 难产　　B. 目痛　　C. 鼻衄　　D. 胎位不正　　E. 便秘

16. 足太阳经与足少阴经交接的部位在

A. 足小趾端　　B. 目锐眦　　C. 足大趾端　　D. 胸中　　E. 足底心

17. “起于目内眦，上额，交巅”的经脉是

A. 胆经　　B. 膀胱经　　C. 胃经　　D. 肾经　　E. 大肠经

18. 太阳膀胱经的经穴数目为

A. 65 个　　B. 68 个　　C. 67 个　　D. 66 个　　E. 69 个

19. 照海穴的取穴法是

A. 骨度分寸法　　B. 手指比量法　　C. 体表标志法　　D. 简易取穴法　　E. 活动标志法

20. 内关穴主除下列什么证以外的各证

A. 心悸　　B. 疟疾　　C. 呕吐　　D. 失眠　　E. 腕臂疼痛

21. 手厥阴经起于

A. 胸中　　B. 中焦　　C. 心中　　D. 上焦　　E. 心包络

22. 腕背横纹上 3 寸的穴位是

A. 中渚　　B. 阳池　　C. 外关　　D. 支沟　　E. 三阳络

23. 肩井属

A. 脾经　　B. 三焦经　　C. 肝经　　D. 胆经　　E. 大肠经

24. 在髋部，当股骨大转子最高(凸)点与骶管裂孔连线的外 1/3 与内 2/3 交点处的穴位是

A. 辄筋　　B. 带脉　　C. 维道　　D. 居髎　　E. 环跳

25. 位于足背第一、二跖骨结合部之前凹陷中的穴位是

A. 内庭　　B. 行间　　C. 太冲　　D. 侠溪　　E. 居髎

26. 乳头直下，第六肋间隙的穴位是
    A. 京门   B. 期门   C. 内庭   D. 日月   E. 行间

27. 三棱针法治疗急性吐泻、中暑、发热等，多配曲泽、委中等穴，采用的操作方法是
    A. 点刺法   B. 散刺法   C. 刺络法   D. 挑刺法   E. 割治法

28. 下列哪项**不是**三棱针的常用操作方法
    A. 点刺法   B. 散刺法   C. 透刺法   D. 刺络法   E. 挑刺法

29. 皮内注射法用的皮肤消毒液是
    A. 75% 酒精   B. 95% 酒精   C. 安尔碘   D. 50% 酒精   E. 碘伏

30. 皮肤针叩刺部位选择**除哪项以外**
    A. 循经叩刺   B. 穴位叩刺   C. 局部叩刺
    D. 患部叩刺   E. 辨证叩刺

31. 下列哪项**不是**耳针的选穴原则
    A. 按病选穴   B. 按脏腑辨证选穴   C. 按经络辨证选穴
    D. 按标本根结理论选穴   E. 对症选穴

32. 以下**不属于**耳穴的探察方法是
    A. 观察法   B. 按压法   C. 手指抚摩法
    D. 电测定法   E. 揉法

33. 中风脱证最适宜的间接灸是
    A. 隔姜灸   B. 隔盐灸   C. 隔附子饼灸
    D. 隔蒜灸   E. 隔细辛灸

34. 长针进针采用的进针法为
    A. 提捏进针   B. 舒张进针   C. 夹持进针
    D. 指切进针   E. 管针

35. 斜刺的角度应为
    A. 5° 左右   B. 15° 左右   C. 30° 左右
    D. 45° 左右   E. 60° 左右

36. 下列皆为行针辅助手法的是
    A. 提插法、捻转法、震颤法   B. 提插法、捻转法、弹柄法
    C. 提插法、捻转法、刮柄法   D. 提插法、捻转法、刮柄法
    E. 刮柄法、弹柄法、循法

37. 疾徐补泻的补法是
    A. 快进慢出   B. 慢进快出
    C. 慢进慢出   D. 快进快出
    E. 进则先慢后快，出则先快后慢

38. 老、弱、幼及初诊病人以及敏感度高的部位，应用皮肤针法治疗时，宜
    A. 轻叩   B. 重叩   C. 中叩   D. 忌用   E. 禁用

39. 艾灸的作用**不包括**
    A. 温经散寒   B. 扶阳固脱   C. 活血化瘀   D. 预防保健   E. 清热解毒

40. 擦法运动形式是

    A. 单向直线   B. 往返直线   C. 环形   D. 弧形   E. 不确定

41. 下列哪组穴位可采用仰靠坐位

    A. 风池、风府、曲池、血海   B. 百会、天柱、足三里、太冲

    C. 廉泉、列缺、照海、太溪   D. 水沟、腰阳关、委中、承山

    E. 环跳、阳陵泉、风市、昆仑

42. 刮痧补法操作中，**不正确**的是

    A. 速度快   B. 角度小

    C. 力量小   D. 手拿刮痧板薄的一面

    E. 顺经脉循行方向刮拭

A2 型题

43. 张女士，66 岁。胃脘隐痛 2 年，喜温喜按，饥饿痛甚，得食痛减，舌质淡，舌苔白，脉象沉迟无力。针刺治疗取穴中脘，宜采用

    A. 指切进针法   B. 舒张进针法   C. 提捏进针法

    D. 夹持进针法   E. 单手进针法

44. 夏女士，36 岁。因目赤肿痛 2 日来诊，伴迎风流泪。针灸取穴睛明，下列操作**不正确**的是

    A. 病人闭目，医者用左手示指将眼球推向外侧固定以方便取穴

    B. 进针沿眼眶缘缓慢直刺 0.3~0.5 寸

    C. 不提插捻转

    D. 出针后要注意按压以防出血

    E. 可艾炷灸

45. 陈先生，58 岁。腹泻 2 年，黎明之前脐下作痛，肠鸣即泻，泻后即安，兼腹部畏寒，腰背怕冷，腰膝酸软，面色淡白无华，肢倦乏力，舌质淡，舌苔白，脉象沉迟而弱。针刺治疗，宜用

    A. 泻法   B. 补法   C. 平补平泻   D. 清法   E. 和法

46. 牛女士，42 岁。头痛 1 周，伴颈部、肩背不适，恶风寒，遇风寒则痛甚，得温戴帽则痛减，舌苔薄白，脉象浮紧。针灸治疗主穴之一太阳穴，属于

    A. 手太阴肺经腧穴   B. 手阳明大肠经腧穴   C. 任脉腧穴

    D. 督脉腧穴   E. 经外奇穴

47. 张先生，54 岁。头痛 3 年，呈刺痛，痛有定处，固定不移，反复发作，每当夜间而疼痛加重，面色晦黯，舌质紫黯，脉象弦涩。针灸治疗，取穴血海、三阴交，均位于哪条经脉

    A. 足厥阴肝经   B. 足太阴脾经   C. 足少阴肾经

    D. 足太阳膀胱经   E. 足阳明胃经

48. 钱先生，65 岁。头晕耳鸣 3 年，视物昏花，腰膝酸软，精神萎靡，神疲健忘，舌质红，舌苔少，脉象细数。针刺取穴听宫时应注意

    A. 闭口取穴   B. 张口取穴   C. 不可捻转

    D. 不可提插   E. 必须得气

49. 王先生，29岁。胃脘部隐痛不适1年，加重7日，伴上腹部灼热感，嘈杂不适，饥不欲食，嗳气不适，口咽干燥，大便秘结，舌质红，少苔，脉象细数。针灸宜选哪条经脉腧穴为主

    A. 手太阳小肠经　　　　　B. 足厥阴肝经　　　　　C. 足阳明胃经

    D. 足太阴脾经　　　　　E. 手阳明大肠经

50. 李先生，49岁。臀部疼痛半年，疼痛沿大腿后侧、小腿后外侧扩散，受凉或活动后加重，卧床休息后其症状可减轻，病人俯卧位，在梨状肌投影处可触及条索状产物，并有明显压痛。治疗主穴为

    A. 内庭　　　　B. 丰隆　　　　C. 阴陵泉　　　　D. 阳陵泉　　　　E. 环跳

51. 胡先生，74岁。大便干结2年，平时虽有便意但临厕难以排出，伴汗出气短，神疲乏力，面色淡白无华，体倦懒言，舌质淡，舌苔白，脉象虚弱。针刺治疗选足三里为主穴，应如何定位

    A. 在小腿前外侧，犊鼻穴下2寸，距胫骨前缘1横指

    B. 在小腿前外侧，犊鼻穴下3寸，距胫骨前缘1横指

    C. 在小腿前外侧，犊鼻穴下3寸，距胫骨前缘2横指

    D. 在小腿前外侧，犊鼻穴下4寸，距胫骨前缘2横指

    E. 在小腿前外侧，犊鼻穴下4寸，距胫骨前缘1横指

52. 韩先生，67岁。头晕5年，伴目眩，头胀而痛，面色红赤，急躁易怒，失眠多梦，口苦咽干，舌质红，舌苔黄，脉象弦细数。选穴风池，以下操作**错误**的是

    A. 针刺时，针尖应微向下

    B. 针刺深度0.8~1.2寸

    C. 在枕骨下，当胸锁乳突肌与斜方肌上端之间的凹陷处取穴

    D. 针刺时，向鼻尖方向斜刺

    E. 直刺

53. 刘女士，37岁。鼻塞、流涕3日，恶风寒，发热轻，头痛身痛，口不渴，咳痰清稀，舌苔薄白，脉象浮紧。用一指禅推法推风府、肺俞，频率应为

    A. 每分钟30~60次　　　　　B. 每分钟60~90次　　　　　C. 每分钟90~120次

    D. 每分钟120~160次　　　　　E. 每分钟160~200次

54. 王先生，46岁。咳嗽5日，咳嗽声重，痰白清稀，伴鼻塞咽痒，鼻流清涕，头痛，全身酸痛，舌苔薄白，脉象浮紧。针刺治疗取穴肺俞，以下定位准确的是

    A. 在第七胸椎棘突下，旁开1.5寸　　　　B. 在第五胸椎棘突下，旁开1.5寸

    C. 在第三胸椎棘突下，旁开0.5寸　　　　D. 在第三胸椎棘突下，旁开1.5寸

    E. 在第五胸椎棘突下，旁开0.5寸

55. 胡先生，67岁。左侧髋关节疼痛2年，疼痛较剧，痛似锥刺，痛有定处，局部恶寒怕冷，遇寒痛剧，得温痛减，关节活动受限，舌苔薄白，脉象弦紧。针刺治疗取穴环跳，定位正确的为

    A. 在股外侧部，侧卧屈股，当髂后上棘与骶管裂孔连线的外1/3与中1/3交点处

    B. 在股外侧部，侧卧屈股，当髂后上棘与骶管裂孔连线的内1/3与中1/3交点处

C. 在股外侧部,侧卧屈股,当股骨大转子最高点与骶管裂孔连线的外 1/3 与中 1/3 交点处

D. 在股外侧部,侧卧屈股,当股骨大转子最高点与骶管裂孔连线的内 1/3 与中 1/3 交点处

E. 在股外侧部,侧卧屈股,当髂前上棘与骶管裂孔连线的外 1/3 与中 1/3 交点处

56. 闫女士,21 岁。经前、经期小腹胀痛 1 年,伴乳胁胀痛,经行量少不畅,色紫黑有块,块下痛减,舌质紫黯,脉沉弦。针刺治疗取穴中极,下列定位正确的为

A. 在下腹前正中线,脐下 2 寸处

B. 在下腹前正中线,脐下 3 寸处

C. 在下腹前正中线,脐下 4 寸处

D. 在下腹前正中线旁开 1.5 寸,脐下 4 寸处

E. 在下腹前正中线旁开 1.5 寸,脐下 3 寸处

57. 曲先生,36 岁。发热 3 日,为高热,伴咳嗽、咳痰,微恶风寒,鼻塞,流黄涕,咽喉肿痛,口干微渴,头痛,舌苔薄黄,脉象浮数。针刺大椎穴退热,应于何处取穴

A. 第七颈椎棘突下   B. 第七颈椎棘突下旁开 1.5 寸

C. 第七颈椎棘突上   D. 第七颈椎棘突上旁开 1.5 寸

E. 第七颈椎棘突下旁开 0.5 寸

A3 型题

(58~61 题共用题干)

庞先生,57 岁。早晨起床后出现右侧颈肩部酸胀、疼痛,转颈活动明显受限。查体:右胸锁乳突肌和斜方肌压痛明显,行颈椎 X 线检查未见明显异常。

58. 初步诊断为

A. 颈椎病   B. 脑梗死   C. 脑供血不足

D. 落枕   E. 蛛网膜下腔出血

59. 根据病人病情,针刺治疗下列配穴最合理的为

A. 大椎、肩髃、阿是穴   B. 足三里、肾俞、阿是穴

C. 尺泽、列缺、阿是穴   D. 后溪、照海、肾俞

E. 大椎、足三里、阿是穴

60. 采取推拿治疗,最合理的体位是

A. 仰卧位   B. 俯卧位   C. 左侧卧位   D. 坐位   E. 站立位

61. 指揉风池、风府、肩井等腧穴,频率应为每分钟

A. 30~60 次   B. 60~90 次   C. 90~120 次

D. 120~160 次   E. 160~200 次

(62~66 题共用题干)

关女士,63 岁。因上腹痛 1 日入院。病人因进食生冷食物出现上腹部疼痛,伴腹胀、嗳气,恶心欲吐,无发热等症,大便正常,舌淡苔白,脉弦紧。查体:腹平软,上腹部压痛,无反跳痛。墨菲氏征阴性。血淀粉酶检查未见异常,肝胆胰脾彩超未见明显异常。综合病情,选择针灸治疗。

62. 最理想的治疗体位为

    A. 仰卧位   B. 俯卧位   C. 左侧卧位   D. 坐位   E. 站立位

63. 灸中脘穴,应于脐上几寸取穴

    A. 2寸   B. 3寸   C. 4寸   D. 5寸   E. 6寸

64. 针刺中脘穴,应进针

    A. 0.1寸   B. 0.3~0.5寸   C. 1~1.5寸

    D. 2~3寸   E. 3~5寸

65. 针刺中脘穴,应

    A. 平刺   B. 直刺   C. 向右斜刺

    D. 向肚脐方向斜刺   E. 向左髂前上棘方向斜刺

66. 针刺留针时,嘱病人不要随意变动体位,主要原因为

    A. 避免晕针   B. 变动体位会影响到疗效

    C. 变动体位影响得气   D. 避免弯针

    E. 避免针刺部位感染、出血

(67~70题共用题干)

张女士,69岁。病人于10年前始出现双侧肩部疼痛,呈阵发性,未行系统诊疗,疼痛症状逐渐加剧,且呈持续性,气候变化或劳累后常使疼痛加重,疼痛可向颈项及上肢放射,当肩部偶然受到碰撞或牵拉时,常可引起撕裂样剧痛,疼痛具有昼轻夜重特点,间断服用镇痛药物治疗,于3日前肩部疼痛症状加重,梳头、穿衣、洗脸、叉腰等动作均难以完成,来诊。查体:肩关节向各方向活动均可受限,以外展、上举、内旋、外旋更为明显,左肱二头肌长头肌腱沟处、肩峰下滑囊、喙突、冈上肌附着点等处压痛明显。

67. 初步诊断为

    A. 颈椎病   B. 化脓性肩关节炎   C. 肩周炎

    D. 肩关节结核   E. 肩关节脱位

68. 采用针刺治疗,下列选穴最为合理的是

    A. 尺泽、足三里、肾俞、外关、阿是穴

    B. 少海、阳陵泉、肾俞、大椎、阿是穴

    C. 肩髃、合谷、曲池、外关、阿是穴

    D. 太渊、合谷、曲池、大椎、阿是穴

    E. 列缺、曲泽、肩髃、大椎、阿是穴

69. 病人在针刺过程中突然出现头晕、心慌气短、面色苍白、身出冷汗、恶心欲吐,应诊断为

    A. 得气   B. 晕针   C. 滞针

    D. 刺伤内脏   E. 心绞痛发作

70. 对于该病人下一步的处理正确的是

    A. 继续针刺

    B. 捻转补泻

    C. 停止针刺,将针全部取出,让病人平卧,指切人中等腧穴

D. 捶击病人心前区

E. 按压足三里

（71~75题共用题干）

刘先生，35岁。晨起洗漱时发现口角向右歪斜，左侧鼻唇沟、额纹变浅，左侧眼裂扩大，闭目困难，并伴流泪，来诊。

71. 初步诊断为

A. 脑梗死   B. 脑出血   C. 面神经炎

D. 病毒性脑炎   E. 蛛网膜下腔出血

72. 针刺治疗，主要取穴为

A. 太阳、地仓、颊车、翳风、合谷、迎香

B. 太阳、地仓、颊车、翳风、风池、大椎

C. 手三里、内关、颊车、翳风、合谷、迎香

D. 商阳、太阳、地仓、颊车、风池、百会

E. 攒竹、风池、头维、颊车、翳风、百会

73. 灸翳风多选择以下哪种灸法

A. 瘢痕灸   B. 无瘢痕灸   C. 隔姜灸   D. 隔蒜灸   E. 艾条灸

74. 推拿治疗，对眼轮匝肌、口轮匝肌处以施以何种手法

A. 按法   B. 拿法   C. 抹法   D. 拍法   E. 振法

75. 推拿治疗，对于风池穴应施以何种手法

A. 擦法   B. 拿法   C. 抹法   D. 搓法   E. 振法

（76~78题共用题干）

钱先生，27岁。病人于1小时前下楼梯时不慎扭伤踝关节，出现踝关节肿胀疼痛，活动时疼痛加剧，局部皮下瘀斑，来诊。行踝关节X线检查未见明显异常。

76. 针刺治疗主穴宜选

A. 阿是穴、阳陵泉、悬钟、丘墟   B. 阿是穴、阳陵泉、照海、涌泉

C. 阿是穴、阳陵泉、足三里、涌泉   D. 阿是穴、丰隆、太冲、悬钟

E. 阿是穴、丰隆、太溪、三阴交

77. 推拿治疗的治法为

A. 活血化瘀   B. 消肿止痛   C. 行气活血

D. 益精气，强筋骨   E. 祛寒通痹止痛

78. 下列处理方法**错误**的是

A. 在阿是穴处应用艾条灸   B. 抬高患肢

C. 热敷   D. 按揉昆仑、照海等腧穴，以酸胀为度

E. 于损伤部位施以大鱼际揉法

（79~82题共用题干）

陆先生，66岁。病人于2年前始无明显诱因出现左侧肘关节外侧疼痛，尤以端、提、拉、拧等动作时更甚，疼痛有时向前臂放射，未行特殊诊疗，疼痛症状逐渐加重，现病人握物无力，甚至持物坠地。查体：肱骨外上髁处有局限性压痛点，压痛可沿前臂桡侧伸肌方

向放射，伸肌腱牵拉试验阳性。X线检查未见明显异常。

79. 初步诊断为

    A. 肱骨内上髁炎　　　　　B. 肱骨外上髁炎　　　　　C. 肱桡滑膜囊炎

    D. 肩周炎　　　　　　　　E. 颈椎病

80. 毫针针刺治疗宜取穴

    A. 阿是穴、曲池、肩井、大椎　　　　B. 阿是穴、曲池、列缺、太渊

    C. 阿是穴、曲池、手三里、合谷　　　　D. 太渊、曲池、肩井、大椎

    E. 太渊、合谷、曲池、大椎

81. 下列**不属于**艾炷灸的是

    A. 瘢痕灸　　　　　　　　B. 隔盐灸　　　　　　　　C. 隔附子饼灸

    D. 温和灸　　　　　　　　E. 隔姜灸

82. 关于推拿治疗，下列说法**错误**的是

    A. 按揉阿是穴　　　　　　B. 摇肘关节　　　　　　　C. 拍肘关节

    D. 拔伸肘关节　　　　　　E. 搓抖上肢

四、简答题

1. 十二经脉有哪些特点？
2. 列缺穴的主治如何？
3. 简述足三里穴的临床应用。
4. 简述足太阴脾经上的腧穴操作注意事项。
5. 腰背痛为什么常选委中穴？
6. 内关穴为什么能治胃、心、胸疾患？
7. 简述支沟穴治疗便秘的理由。
8. 风池穴为什么既能祛外风，又能息内风？
9. 毫针针刺前需要做哪些准备工作？
10. 临床常用的进针法有哪些？
11. 常用的行针手法有哪些？辅助手法有哪些？
12. 晕针的表现为何？怎样处理及预防？
13. 推拿手法的基本要求有哪些？
14. 何为一指禅推法？简述其动作要领。
15. 拔罐时常用的罐的吸附方法有哪几种？
16. 在刮痧过程中若遇晕刮该如何处理？如何预防晕眩？

五、论述题

1. 临床常用的艾灸方法有几种？试述之。
2. 试述摇法的操作要领及临床应用。
3. 试述肩周炎的临床表现及针推治疗。

【参考答案】

一、名词解释

1. 腧穴是指人体脏腑经络之气输注出入的特殊部位，也是疾病的反应点，同时也是针灸等疗法施术的部位。

2. 经络是人体组织结构的重要组成部分，经络学说在中医理论中占有重要地位，在解释人体生理病理、协助疾病诊断与治疗方面具有重要意义。

3. 奇经八脉是督脉、任脉、冲脉、带脉、阴跷脉、阳跷脉、阴维脉、阳维脉的总称。奇经八脉是十二经脉之外的特殊通路，与十二正经有所不同，既不直接隶属于脏腑，又无阴阳表里配合关系，且无循环流注和交接规律，有的经脉与奇恒之腑（脑、髓、骨、脉、胆、女子胞）有密切联系，故统称"奇经"。

4. 阿是穴是指既无固定部位，又无具体名称，而是在人体患病时以压痛点或其他反应点为取穴点，又称"天应穴""不定穴"。

5. 刺法是用各种针具，在人体的不同部位施以不同的刺激手法，以达到防治疾病目的的一种方法。

6. 灸法是指以艾绒为主要原材料，点燃后直接或间接熏灼体表穴位，通过经络的调整作用，达到防治疾病目的的一种方法。

7. 行针又称运针，即将针刺入穴位后，为了使之得气、调节针感和进行补泻而施行的各种操作手法。

8. 得气是指进针后施以一定的针刺手法，使针刺部位产生经气感应，即病人在针刺部位出现酸、麻、胀、重的感觉，而医者手下也有沉紧的感觉，这种针下感应就是得气，又称针感。

9. 呼吸补泻是在进针、出针时配合病人呼吸分补泻的方法。在病人呼气时进针，吸气时出针为补法；在病人吸气时进针，呼气时出针为泻法。

10. 一指禅推法是用大拇指指端或罗纹面着力于一定部位或穴位上，沉肩、垂肘、悬腕，通过腕关节的摆动和拇指关节的屈伸活动，使产生的力持续作用在施术部位上的方法。

11. 㨰法是用第五指掌指关节背侧着力于施术部位，以前臂的旋转运动与腕关节的屈伸运动相结合，使小鱼际和手背尺侧在施术部位进行连续不断的往返滚动的一种手法。

12. 拿法是用拇指和示、中二指，或用拇指与其余四指相对用力，在一定穴位或部位上进行节律性地提捏的一种手法。

13. 摇法是用一手扶住病人被摇关节的近端肢体，另一手握住关节的远端肢体，使关节作被动的环旋运动的方法。

14. 间接灸又称隔物灸，是在艾炷与皮肤之间隔一层姜片、蒜片之类的药物而施灸的一种方法。

15. 雀啄灸是将艾条点燃的一端对准施灸部位，似鸟雀啄食状，一上一下移动熏灸。

16. 拔罐疗法是指用点火或抽气等方法使罐内形成负压，使其吸附于皮肤患处或腧穴上，从而产生刺激，使局部皮肤充血或瘀血，以达到防治疾病目的的方法。

17. 走罐法又称推罐法。拔罐时先在罐口及所拔部位的皮肤涂以润滑介质，将罐用闪火法吸住之后，在应拔部位上下、左右往返推动的方法。

18. 刮痧疗法是指应用特制的刮痧器具，在人体体表的腧穴、经络及特定部位进行刮拭，以达到防治疾病目的的一种治疗方法。

19. 耳穴压丸法是在耳穴表面贴敷压丸的一种简易疗法，可以持续刺激穴位，又安全无痛，无副作用，广泛应用于临床。

二、填空题

1. 近治作用　远治作用　特殊作用

2. 鼻（旁）　手阳明大肠　足大趾　足太阴脾

3. 足太阴　足少阴　足厥阴经

4. 攒竹　足太阳膀胱

5. 44　瞳子髎　足窍阴

6. 提插法　捻转法　循法　刮柄法　弹柄法

7. 针尖　针身　针根　针柄　针尾

8. 指切进针法　舒张进针法　提捏进针法　夹持进针法

9. 提插补泻　捻转补泻　徐疾补泻　迎随补泻　呼吸补泻　开阖补泻　平补平泻

10. 艾炷灸　艾条灸　温针灸

11. 直接灸　间接灸

12. 隔姜灸　隔蒜灸　隔盐灸　隔附子饼灸

13. 温经散寒　扶阳固脱　活血化瘀　预防保健

14. 点刺法　散刺法　刺络法　挑刺法

15. 循经叩刺　穴位叩刺　局部叩刺

16. 摆动类　摩擦类　挤压类　叩击类　振动类　运动关节类

17. 持久　有力　均匀　柔和

18. 一指禅推法　滚法　揉法

19. 玻璃罐　竹罐　陶罐　抽气罐

20. 火罐法　煮罐法　抽气法

21. 俯卧位

22. 捏法

23. 手掌　拳背　手指　掌侧面　拍法　叩法　击法

24. 颈项部摇法　肩关节摇法　髋关节摇法　踝关节摇法

25. 温和灸　雀啄灸　回旋灸

26. 45°

27. 10~15 分钟

28. 闪火法

三、选择题

1. B	2. D	3. D	4. E	5. B	6. A	7. C	8. B
9. C	10. E	11. C	12. D	13. D	14. E	15. D	16. A

17. B	18. C	19. C	20. B	21. A	22. D	23. D	24. E
25. C	26. B	27. D	28. C	29. B	30. E	31. D	32. E
33. B	34. C	35. D	36. E	37. D	38. A	39. E	40. B
41. C	42. A	43. B	44. E	45. B	46. E	47. B	48. B
49. C	50. E	51. B	52. E	53. C	54. D	55. C	56. C
57. A	58. D	59. A	60. D	61. D	62. A	63. C	64. C
65. B	66. D	67. C	68. C	69. D	70. C	71. C	72. A
73. E	74. C	75. B	76. A	77. B	78. C	79. B	80. C
81. D	82. C						

四、简答题

1. 答：①有一定规律的循行路线；②内属一定的脏腑；③有表里属络关系；④十二经脉逐经相接，形成一个如环无端的流注系统；⑤十二经脉中均分布有腧穴。

2. 答：列缺是八脉交会穴之一，通任脉，而八脉交会穴既能治疗所属正经的病证，又能治疗所通奇经的病证，所以，列缺治疗溺血、遗精、阴茎痛、小便难、遗尿等任脉的病证。

3. 答：①小腿部病证；②前头部、面部、眼部、口部、鼻部、耳部、咽喉部、颈项部、胸部、乳部、腹部、大腿部、膝部、足踝部、跖趾部等经脉循行部位的病证；③胃的病证、肠腑病证、气血虚弱证、水液内停的病证、痰饮证、脱证；④预防保健。

4. 答：足太阴脾经上的腧穴操作注意事项：胸部穴位，如食窦、天溪、胸乡、周荣、大包等，因其深部为心、肺、肝、脾等重要脏器所在，故不宜深刺。如周荣穴位于胸外侧，第三肋间隙，距前正中线 6 寸，直刺过深可引起气胸等。腹部穴位，如大横等，深处为胃肠所在，针刺达到一定深度时，尽量少做提插，以防发生意外。

5. 答：《四总穴歌》云："腰背委中求。"《玉龙歌》云："更有委中之一穴，腰间诸疾任君攻。"《席弘赋》云："委中专治腰间痛。"等等均是历代医家临床经验的总结。委中是足太阳膀胱经的合穴。足太阳膀胱经起于目内眦，上颠，别下项，挟背抵腰中，下贯臀，入腘中。腰背是膀胱经循行的部位，由于经脉阻滞，气血上下运行不畅，故见腰背痛。委中穴能够驱邪散滞、通经活络，为治疗腰背疼痛的效穴。此外肾与膀胱互为表里，肾虚腰痛也常取膀胱经的合穴委中来治疗。因此委中穴常用于治疗寒湿、湿热之邪，或因跌仆闪挫、损伤筋脉、气血瘀阻于膀胱经而导致腰背疼痛之症。这就是腰背疼痛要选委中穴的缘由。

6. 答：内关穴是手厥阴心包经的腧穴，其经脉始于胸中，属心包。心包代心受邪，故可治心胸疾患。内关穴又是手厥阴心包经的络穴，心包经别走手少阳三焦经。三焦经经脉循行于上、中、下三焦，心、胸属于上焦，胃属于中焦。内关穴还是八脉交会穴之一，通于阴维脉。阴维脉主全身之阴，阴维脉为病苦"心痛"，其又与公孙穴通于冲脉，相会于胃、心、胸，具有宁心安神、理气和胃、活血通络之功。所以内关穴可以广泛地用于治疗胃、心、胸的疾患。如心痛、心悸、心律不齐、无脉症、胸痹、胸闷、疼痛、哮喘、癫、狂病症；胃痛、呕吐、呃逆等症。

7. 答：支沟为三焦经经穴，三焦经在体内的循行路线是入缺盆，布胸中络心包，向下过横膈，从胸至腹属上、中、下三焦。上焦有肺脏，中焦有脾、胃，下焦有肠腑。三焦又为水道。若三焦受邪，则气机不畅，腑气不通，津液不下，而成便秘。针刺支沟则能宣通三焦气机，通调水道，使三焦腑气得通，津液得下，便秘得除，所以支沟穴能通便。

8. 答：风池穴是足少阳胆经的腧穴，又是足少阳经与阳维脉之交会穴。阳维脉维系诸阳经，主表。故风池穴具有疏风解表之功，可治疗恶寒、发热、头痛、鼻塞等外感表证。灸风池穴还可预防感冒。《内经》云："诸暴强直皆属于风""诸风掉眩，皆属于肝"肝与胆相表里，因此风池又具有通经络、息内风、清头明目的作用，以治疗肝风内动之半身不遂、口眼㖞斜、目痛、耳鸣、耳聋、动摇震颤等病症。风池穴位于头项部，是风邪易于汇集之处，为风邪入脑之要冲。故针灸风池穴既能祛外风又能息内风。

9. 答：（1）对初诊或对针刺恐惧的病人，作好解释工作，以解除其思想顾虑，积极配合治疗。同时医者也要沉着冷静，这样既可减少针刺异常情况的发生，又可取得良好的疗效。

（2）正确的选用合适的针具。选择针具要注意两点：①要注意针具的质量，针尖是否带钩、变钝，针身和针根是否弯曲、缺损、有毛刺或折痕。②要根据病情及病人的具体情况、施术的不同部位选择合适规格的针具。

（3）指导病人选择正确的体位。应根据针刺的腧穴，指导病人采取适宜的姿势，要以病人舒适、耐久和医者便于针刺操作为原则。

（4）严格针刺消毒。针刺前消毒包括三方面，即针具的消毒、医生手的消毒和病人穴位的消毒。

10. 答：临床常用的进针法一般有双手进针法、单手进针法和管针进针法等多种方法，其中双手进针法是最常用的进针方法之一，包括指切进针法、夹持进针法、提捏进针法、舒张进针法。

11. 答：常用的行针手法有提插法和捻转法，辅助手法有循法、刮柄法、弹柄法等。

（1）提插法：将针刺入皮肤后，在人体一定的深度内将针由浅层刺入深层，再由深层提至浅层的操作方法。

（2）捻转法：进针后，用拇指、示指、中指三指挟持住针柄作一前一后来回捻动。辅助手法主要有循法、刮柄法和弹柄法等。

（3）循法：针刺后不得气或得气不显著，用手在经络上下循按或叩打的方法。

（4）刮柄法：是指针刺入一定深度后，用指甲刮动针柄的方法。

（5）弹柄法：将针刺入一定深度后，用手指轻弹针柄，使针身微微震动的方法。

12. 答：晕针是指在针刺过程中，病人突然出现头晕目眩、面色苍白、身出冷汗、心慌气短、恶心欲吐，甚至晕厥等现象。

处理：应立即停止针刺，并将针全部取出，让病人平卧，放低头部，注意保暖，饮些温开水或白糖水，休息片刻，即可恢复。重者可在上述处理的基础上，指切或针刺人中、合谷、内关等穴，即可恢复。必要时可配合其他急救措施。

预防：要消除病人的思想顾虑和精神紧张，病人饥饿和疲劳时不予针刺，针刺时手法不要过重，取穴不要过多等。

13. 答：推拿手法操作的基本要求，应做到持久、有力、均匀、柔和，从而达到深透。

（1）"持久"是指手法持续运用一定时间，不能断断续续。

（2）"有力"是指手法必须具有一定的力量，这种力量是根据病人的体质、病证、部位的不同而灵活增减，力过与不及均影响治疗效果。

（3）"均匀"是指手法动作要有节奏性，速度不要忽快忽慢、压力不要时轻时重。

（4）"柔和"是指手法要轻而不浮，重而不滞。用力不宜生硬粗暴或用蛮力，变换动作要自然。

14. 答：用大拇指指端或罗纹面着力于一定部位或穴位上，沉肩、垂肘、悬腕，通过腕关节的摆动和拇指关节的屈伸活动，使产生的力持续作用在治疗部位上，称为一指禅推法。一指禅推法的动作要领有四点。

（1）手握空拳，拇指伸直盖住拳眼，自然着力，不可蛮力下压。

（2）当腕部摆动时，肘关节略低于腕，桡侧要高于尺侧，以肘为支点，前臂作主动摆动，带动腕部和拇指指间关节作屈伸活动。

（3）压力、频率、摆动幅度要均匀，动作要灵活。

（4）频率每分钟 120~160 次。

15. 答：（1）火罐法：利用燃烧的热力排出空气，形成负压吸附在皮肤上的方法。火罐法主要有闪火法、投火法、架火法、贴棉法 4 种方法。

（2）煮罐法：先将完好无损的竹罐放在锅内，加水煮沸，用镊子将罐口朝下夹出，迅速用凉毛巾紧扪罐口，立即将罐扣在应拔部位，即能吸附在皮肤上。其多用于治疗风寒湿痹等症。

（3）抽气法：先将备好的抽气罐紧扣在需拔罐的部位上，用抽气筒将罐内的空气抽出，使之产生负压，即能吸在皮肤上。此法适用于任何部位拔罐。

16. 答：在刮痧过程中，如果病人出现精神疲惫、头晕目眩、面色苍白、恶心欲吐、出冷汗、心慌、四肢发凉或血压下降、神志昏迷时，应立即停止刮痧，抚慰病人切勿紧张，助其平卧，注意保暖，饮温开水或糖水，一般即可恢复，必要时可按压人中、百会、内关、足三里等穴。对于精神过度紧张、身体虚弱者，在刮痧前做好解释工作，消除病人的恐惧心理，同时在刮痧操作过程中手法轻柔，切忌粗暴用力，并仔细观察病人神色变化，一旦有不适情况及时处理，可以有效预防晕刮。

五、论述题

1. 答：临床常用的艾灸有艾条灸、艾炷灸、温针灸 3 种。

（1）艾条灸：也称艾卷灸，是指将艾条一端点燃，对准腧穴或病患处进行熏烤的一种方法。艾条灸包括温和灸、雀啄灸、回旋灸三种。①温和灸：将点燃的艾条对准腧穴或患处 2~3cm 处进行烤灸，使局部有温热感而无灼痛为宜，一般每穴灸 5~10 分钟，使皮肤红润为度。一切适用灸法的病症均可使用。②雀啄灸：将点燃的艾条，对准腧穴或患处，像鸟雀啄食状，一上一下移动熏灸。此法热感较强，适用于患部面积小或小儿疾患、胎位不正等。③回旋灸：将点燃的艾条，在腧穴或患处，做左右方向的移动，或反复的旋转烤灸。此法热感较广，适用于患部面积大或风寒湿痹、瘫痪等。

（2）艾炷灸：以艾绒为材料制成的圆锥形小体，将其点燃进行灸治的方法。包括直接灸和间接灸两种。①直接灸：是将艾炷直接放在皮肤上施灸的一种方法。如将皮肤烫伤化脓，愈后留有瘢痕者称为瘢痕灸；如局部皮肤充血、红晕，不灼伤皮肤，灸后不留瘢痕者，称为无瘢痕灸。②间接灸：又称间隔灸，是在艾炷与皮肤之间加一层间隔物而施灸的一种方法。常用的间隔物有生姜、大蒜、食盐、附子饼等。

（3）温针灸：针刺得气后在留针时，将一小团艾绒捏裹在针柄上，或用一小段艾条穿孔套在针柄上，点燃施灸，使热力通过针身传入穴位深处。此法适用于既需留针又需艾灸的病证。

2. 答：

（1）摇法的操作：用一手握住病人关节近端的肢体，另一手握住关节远端的肢体，使关节做被动的环旋运动，称为摇法。摇法主要有颈项部摇法、肩关节摇法、髋关节摇法、踝关节摇法，具体操作如下：①颈项部摇法。病人坐位，医者立于侧后方，一手托住其下颌部，一手扶住枕后部，双手相反方向用力，做前后左右的环转摇动。②肩关节摇法。病人坐位，医者立于侧方，用一手托住肘部，另一手挟其肩部，做肩关节的小幅度环转运动，称托肘摇法（又称小幅度摇法）；若一手握住其腕部，另一手挟其肩部，做肩关节的大幅度环转运动，称为肩关节大幅度摇法。③髋关节摇法。病人仰卧位，屈膝屈髋。医者立于病人一侧，一手握住病人足跟，另一手扶其膝部，做髋关节的环旋运动。④踝关节摇法：病人仰卧位，下肢自然伸直。医者一手托住病人足跟部，另一手握住其足趾部，做踝关节环转运动。

（2）摇法的动作要领：①必须在各关节的生理活动范围内进行操作。②操作时动作要缓慢，用力要稳，幅度由小到大。

（3）摇法的临床应用：①部位：适用于四肢关节，颈椎、肩、髋、踝关节。②作用：滑利关节、松解粘连，舒筋活血。③治疗：运动功能障碍，关节疼痛，屈伸不利。

3. 答：本病为肩关节周围软组织退行性、炎症性病变，是以肩关节疼痛与运动功能障碍为主症的常见病。

（1）临床表现：①肩关节疼痛。早期呈阵发性疼痛，常因天气变化及劳累而诱发，以后逐渐发展为持续性疼痛，并逐渐加重，昼轻夜重，夜不能寐，不能向患侧侧卧。肩部受到牵拉时，可引起剧烈疼痛。此外在肩关节周围有广泛的压痛，并可向颈部及肘部放射。②功能活动受限。肩关节各个方向的主动和被动活动均受限，特别是当肩关节外展时，出现典型的"扛肩"现象。严重时，肘关节功能亦受限，屈肘时手不能摸肩。日久，三角肌等肌肉发生不同程度的失用性萎缩，出现肩峰突起、上臂上举不便、后伸欠利等症状。

（2）针推治疗：①针灸治疗。主穴选阿是穴、肩髃、肩贞、肩中俞、曲池、合谷、外关、阳陵泉；配穴：可选择尺泽、后溪、小海、合谷、列缺等。②推拿治疗。病人取坐位，医者首先用𢫫法或一指禅推法施术于患侧肩前部、肩外侧、腋后部及上臂内侧，往返数次；再按揉阿是穴、肩髃、肩贞、肩中俞、曲池、手三里、合谷，配合患肢的被动上举、内收、外展、外旋活动；接着拿患侧肩背部及上肢部肌肉，做肩关节的摇法、拔伸法、扳法，以病人耐受为度；最后搓、抖肩及上肢部，施术2~3遍，擦患侧肩背部，以透热为度。

（霍新慧　贾建昌　隋翠翠）

第九章 | 临床常见疾病诊治

【内容要点】

1. 内科常见疾病（感冒、咳嗽、心悸、胃痛、泄泻、便秘、淋证、中风、消渴、头痛、不寐、痹病）的概述、病因病机、诊断要点、鉴别诊断、辨证论治、其他疗法、预防与调摄。

2. 外科常见疾病（疮疡、乳痈、湿疹、痔疮）的概述、病因病机、诊断要点、鉴别诊断、辨证论治、其他疗法、预防与调摄。

3. 妇科常见疾病（月经不调、痛经、崩漏、带下过多、绝经前后诸证）的概述、病因病机、诊断要点、鉴别诊断、辨证论治、其他疗法、预防与调摄。

4. 儿科常见疾病（肺炎喘嗽、积滞、疳证、麻疹、水痘）的概述、病因病机、诊断要点、鉴别诊断、辨证论治、其他疗法、预防与调摄。

【重点和难点解析】

1. 临床常见疾病多因外感或内伤等原因导致。
2. 诊断要点主要包括主症、病史、辅助检查等。
3. 每一种疾病的辨证论治，首先要掌握治疗原则，然后再重点掌握分证论治。

【内容指津】

1. 中医临床认识和治疗疾病，既辨病又辨证，但主要不是着眼于"病"的异同，而是将重点放在"证"的区别上，通过辨证而进一步认识疾病。

2. 辨证论治作为指导临床诊治疾病的基本法则，由于它能辨证地看待病和证的关系，既可看到一种病可以包括几种不同的证；又看到不同的病在其发展过程中可以出现同一种证，因此，在临床治疗时，还可以在辨证论治的原则指导下，采取"同病异治"和"异病同治"的方法来处理。

【测试习题】

一、名词解释
1. 心悸
2. 中风中脏腑
3. 痹证

4. 月经不调

5. 崩漏

6. 带下病

7. 疖证

二、填空题

1. 暑湿感冒的治法是_____，主方是_____。

2. 中风的病性多为_____，而其基本病机为_____。

3. 感冒一年四季均可发生，尤以_____、_____季节为多见。

4. 中风常见的后遗症有_____、_____、_____、_____。

5. 肺炎喘嗽的主要病机为_____。

6. 治疗疝证中疝气的代表方为_____。

7. 月经先期的主要病因是_____和_____。

8. 崩漏的主要病机是_____，_____。

9. 带下病的治疗原则以_____、_____、_____为主。

三、选择题

A1 型题

1. 治疗咳嗽风热犯肺证，应首选

　　A. 桑菊饮　　　　B. 桑杏汤　　　　C. 止嗽散　　　　D. 泻白散　　　　E. 华盖散

2. 病人心悸不宁，善惊易恐，坐卧不安，不寐多梦而易惊醒，恶闻声响，食少纳呆，苔薄白，脉细弦。其证候是

　　A. 心虚胆怯证　　　　　　B. 心血不足证　　　　　　C. 瘀阻心脉证

　　D. 心阳不振证　　　　　　E. 水饮凌心证

3. 胃痛暴作，恶寒喜暖，得温痛减，遇寒加重，口淡不渴，或喜热饮，舌淡苔薄白，脉弦紧。证属

　　A. 寒邪客胃证　　　　　　B. 饮食伤胃证　　　　　　C. 肝气犯胃证

　　D. 湿热中阻证　　　　　　E. 瘀血停胃证

4. 治疗泄泻脾虚证应选取的方剂是

　　A. 葛根芩连汤　　　　　　B. 参苓白术散　　　　　　C. 理中丸

　　D. 补中益气汤　　　　　　E. 保和丸

5. 治疗石淋，应首选

　　A. 程氏分清饮　　　　　　B. 无比山药丸　　　　　　C. 八正散

　　D. 沉香散　　　　　　　　E. 石韦散

6. 结块范围约3cm，突起根浅，中心有一脓头，出脓即愈的疾病是

　　A. 疖病　　　　B. 无头疖　　　　C. 蝼蛄疖　　　　D. 有头疖　　　　E. 有头疽

7. 治疗乳痈成脓期，应首选

　　A. 透脓散　　　　　　　　B. 瓜蒌牛蒡汤　　　　　　C. 龙胆泻肝汤

　　D. 四妙汤加味　　　　　　E. 托里消毒散

8. 治疗月经先期脾气虚证,应首选

    A. 补中益气汤   B. 固阴煎   C. 归脾汤

    D. 举元煎   E. 四君子汤

9. 治疗绝经前后诸证肾阳虚证,应首选

    A. 右归丸   B. 右归饮   C. 左归丸   D. 左归饮   E. 肾气丸

10. 病人经行小腹冷痛得热则舒,经量少,色紫暗有块,形寒肢冷,小便清长,苔白腻,脉沉紧。其证候是

    A. 寒湿凝滞证   B. 气滞血瘀证   C. 湿热瘀阻证

    D. 肝肾亏虚证   E. 气血虚弱证

11. 带下量多,色白质稀,绵绵不断,面色无华,腹胀纳少,便溏,舌淡胖,苔白腻,脉细缓。证属

    A. 脾虚证   B. 肾阳虚证   C. 阴虚夹湿证

    D. 湿热下注证   E. 热毒蕴结证

12. 关于积滞的治疗方法,**有误**的是

    A. 以消食导滞为基本原则

    B. 乳食内积证推拿时不用推三关

    C. 针灸处方:中脘、足三里

    D. 乳食内积证用健脾丸以健脾化积

    E. 脾虚夹积证可用艾条灸

13. 病人轻度发热,鼻塞流涕,伴有喷嚏,1~2 日皮肤出疹,疹色红润,疱浆清亮,根盘红晕不明显,点粒稀疏,斑丘疹、疱疹、结痂可同时并见,此起彼伏,以躯干为多,舌苔薄白,脉浮数,指纹浮紫。其证候是

    A. 邪入肺胃证   B. 邪伤肺卫证   C. 毒炽气营证

    D. 阴津耗伤证   E. 风寒犯肺证

14. 发热 3~4 日出疹,出疹时热势更高,此为

    A. 水痘   B. 风疹   C. 麻疹   D. 奶麻   E. 丹痧

15. 治疗阴虚肺热型肺炎喘嗽,应首选

    A. 沙参麦冬汤   B. 人参五味子汤   C. 参附汤

    D. 羚角钩藤汤   E. 三拗汤

A2 型题

16. 病人,男,23 岁。恶寒,发热,鼻塞声重,流清涕,头痛,咳嗽,口不渴,舌苔薄白,脉浮紧。其治法是

    A. 益气解表   B. 滋阴解表   C. 清暑解表

    D. 辛温解表   E. 辛凉解表

17. 病人,男,56 岁。大便并不干硬,虽有便意,但排便困难,用力努挣则汗出短气,便后乏力,面白神疲,肢倦懒言,舌苔白,脉弱。其中医辨证是

    A. 气虚便秘   B. 血虚便秘   C. 阴虚便秘

    D. 冷秘   E. 气秘

18. 病人，女，50岁。5日前左足3、4趾缝足癣水疱溃破，次日局部红肿疼痛，并见红线1条向上走窜至小腿中段，边界清晰，伴有发热，左胯腹部淋巴结肿痛。其诊断是

    A. 流火　　　　　　　　B. 流注　　　　　　　　C. 青蛇毒

    D. 蛇串疮　　　　　　　E. 红丝疔

19. 病人，男，48岁。因鼻部破损引起鼻红肿，两目肿胀不能开视，伴恶寒发热，舌红苔薄黄，脉浮数，治疗应首选

    A. 化斑解毒汤　　　　　B. 普济消毒饮　　　　　C. 龙胆泻肝汤

    D. 五神汤　　　　　　　E. 仙方活命饮

20. 患儿，10个月。于出生4个月添加辅食时出现泄泻，纳差，形体日渐消瘦，面色萎黄，毛发稀疏发黄，精神烦躁，睡眠不宁，肚腹膨胀，揉眉挖鼻，吮指磨牙，动作异常，舌淡，苔腻，指纹紫滞。治疗首选方

    A. 六君子汤　　　　　　B. 八珍汤　　　　　　　C. 健脾丸

    D. 异功散　　　　　　　E. 肥儿丸

四、简答题

1. 外感咳嗽与内伤咳嗽的区别是什么？

2. 普通感冒和时行感冒如何鉴别？

3. 简述头痛引经药的运用。

4. 简述脾胃虚寒型胃痛的证候及代表方。

5. 简述膏淋、热淋的辨证要点

6. 何为痛经？其发生的主要病机是什么？

7. 何为崩漏？其主要原因是什么？

8. 何为绝经前后诸证？其治疗原则是什么？

五、案例分析[每个案例均要求写出疾病诊断(包括证候)、病机分析、治法、代表方]

1. 李女士，21岁。2023年2月初诊。自诉恶寒、头痛2日，症见恶寒，发热，鼻塞声重，流清涕，头痛，咳嗽，口不渴，舌苔薄白，脉浮紧。

2. 张先生，50岁。平时嗜食肥甘厚味，常酗酒，一年来出现多食易饥，但体重下降，两个月之内体重下降6kg，近三个月来上症加重，并觉口渴欲饮，尿多，大便干结难解，舌质红，苔黄，脉滑数有力。

3. 林先生，55岁，2011年10月初诊。病人一周前到北京旅游，归来即感身热恶风，微咳，2日后咳嗽加剧，咳甚胸痛，痰少而黏，不易咳出，时带血丝，鼻燥咽干，舌尖红少津，苔薄，脉细数。

4. 孙女士，30岁。尿频、尿急、尿痛2日。2日前朋友相聚喝酒后，出现小便频数，日解20多次，尿道灼热刺痛，尿色黄赤，少腹拘急胀痛，伴有恶寒发热，口干口苦，大便秘结，舌红苔黄腻，脉滑数，平素嗜食煎炒辛辣之品。

5. 何女士，51岁，已婚。2002年7月26日，病人自绝经2年来，情绪不稳，容易发火，心烦焦虑，面部烘热，口干口苦，夜寐不安，早醒梦多，时觉胃脘灼痛，痛势急迫，伴嗳气泛酸，喜喝冷饮，胃纳尚可，大便偏干，3~5日一行。舌质红，苔黄腻，脉弦数。

6. 黄先生,58 岁。1999 年 2 月就诊。自诉四肢关节疼痛反复发作十余年,加重一个月,症见肢体多个关节疼痛,屈伸不利,关节肿大、晨起僵硬、梭状变形,四肢肌肉萎缩,筋脉拘紧,肘膝不得伸,疼痛夜甚,遇寒冷加重,舌黯红,脉细涩。

7. 赵先生,60 岁。10 年前因受凉后咳嗽。此后每因起居不慎,愈而复发,或迁延不愈。喉痒咳痰不畅,尤以秋冬季为甚,且有逐年加重之势。近两年来,咳嗽更为频繁,咳声重浊,吐痰量多,痰白黏稠,并感胸闷气粗,饮食减少,形体日渐消瘦,体力日渐减退,大便溏泄,舌苔白腻,脉濡滑。

8. 吴先生,50 岁,2012 年 9 月 16 日初诊。头痛反复发作 4 年。患高血压病 6 年,近 4 年来经常反复头痛头胀,伴眩晕,心烦易怒,胁痛不适,失眠多梦,口苦,舌质红,苔薄黄,脉沉弦有力。

9. 高先生,72 岁,2010 年 8 月 18 日,突然口眼㖞斜,左半身不遂 1 日。自述 1989 年开始发现血压升高,平素常感眩晕头痛,耳鸣面赤,腰腿酸软,突然发生口眼㖞斜,口角流涎,语言謇涩,左半身不遂,舌体歪斜颤动。舌质红,舌苔黄腻,脉弦细数。

10. 张先生,66 岁,2012 年 1 月 8 日急诊入院。突然昏仆,不省人事,口眼㖞斜 2 小时。病人素有高血压病病史 10 年,上午 9 时在活动中突然昏倒,不省人事,出现右半身不遂,口眼㖞斜,牙关紧闭,面红气粗,两手握固,鼻鼾痰鸣,肢体强痉拘急,身热汗出,躁扰不宁,舌质红绛,舌苔黄腻,脉弦滑数。

11. 刘先生,77 岁,退休干部。2000 年 7 月 8 日初诊。反复便溏 9 年余,症状加重一周。9 年前因食用隔夜置于冰箱中的冷盘食物后便溏,日解 3~6 次,无黏液血便,后经某医院诊为"肠炎"而服"氟哌酸""藿香正气水"等治疗后,症状有所缓解,但未能根治,稍因饮食油腻而常反复出现上症。一周前因进食半根油条后又出现解稀烂便,日解 3 次,为求中医治疗前来就诊。现症见:大便溏薄,夹有不消化食物,食少腹胀,乏力气短,面色萎黄,舌淡苔白,脉细弱。

12. 余女士,39 岁。2006 年 6 月初诊,腹泻已 3 年,常因受凉、饮食不慎而反复发作,曾多次就诊,服用中药、西药抗生素治疗,虽有好转,但停药后很快复发,难以治愈。诊见:面色萎黄,倦怠乏力,口渴,纳差,大便稀溏,日 5~6 次,小便清长。舌淡,苔薄腻,脉细缓。

13. 蔡先生,56 岁,工人。多饮、多食、多尿半年。近 10 年来常感头晕头痛,经检查诊断为"高血压",服用西药"尼群地平"控制血压。半年前出现口渴多饮、纳食增加、小便量多等症。现见尿频量多,浑浊如脂膏,腰膝酸软,头晕耳鸣,口干唇燥,皮肤干燥,舌红少苔,脉细数。

14. 高女士,27 岁。平素体弱,现产后 3 个月乳汁清稀量少,2 周前哺乳不当,出现左乳肿块疼痛,5 日前左乳肿块成脓溃破,左乳肿虽轻,但疮口仍有清稀脓液伴乳汁流出,自觉头晕,乏力,纳差。低热,舌淡,苔薄,脉细无力。

15. 王先生,50 岁。右颜面部红肿疼痛伴发热 2 日,皮色鲜红,色如涂丹,压之褪色,扪之灼手,边界清楚,触痛明显。伴恶寒,发热,头痛。舌质红,苔薄黄,脉浮数。

16. 张先生,69 岁。患后项部有头疽月余,症见疮形平塌,根盘散漫,疮色紫滞。疮腐难脱,脓水稀少,发热烦躁,唇燥口干,舌红苔薄黄燥,脉细数,伴有消渴证。

17. 林先生，男，38岁。3日前左颧面部皮肤上突起一粟米样脓头，根深坚硬，形如钉丁状，红肿灼痛，伴发热、恶寒、头痛等全身症状，舌红苔腻，脉滑数。

18. 王某，女，20岁，未婚，2023年2月20日初诊。自诉月经周期提前7~8日，伴月经量多，连续3个月经周期。经色紫红，质稠，有小血块，经前乳房、胸胁和小腹胀痛，精神抑郁，烦躁易怒，口苦咽干。末次月经2023年2月8日，舌红，苔薄黄，脉弦数。

19. 何某，女，30岁，已婚，2023年3月22日初诊。自诉月经周期错后7~8日，伴月经量少，连续3个月经周期。经色暗红，有血块，经行腰腹冷痛，得热痛减，畏寒肢冷，面色苍白，小便清长，末次月经2023年3月10日。舌暗红，苔白，脉沉迟。

20. 张某，女，25岁，已婚，2023年3月16日初诊。自诉月经周期或提前或错后7日以上，伴月经量多，连续3个月经周期。经色淡，质稀，神疲体倦，气短懒言，脘腹胀满，小腹空坠，纳呆食少，末次月经2023年3月4日，舌淡，苔薄，脉缓。

21. 孙某，女，23岁，未婚。2023年4月26日初诊。自诉既往月经基本正常，近1年来月经量多，色鲜红，质黏稠，心烦口渴，身热面赤，大便干结，小便黄赤，有灼热感，末次月经2023年4月15日。舌红，苔黄，脉滑数。

22. 刘某，女，28岁，已婚。2023年5月28日就诊。自诉14岁月经初潮，初潮后月经基本正常。近1年来，月经量少，经色暗红，夹有血块，小腹胀痛不适，经行后痛减，伴胸胁胀痛、腰骶疼痛，末次月经2023年5月15日。舌紫暗，有瘀斑，脉沉弦。

23. 李某，女，39岁，已婚。2023年3月12日初诊。自诉14岁月经初潮，初潮后月经基本正常。近1年来，经血非时而至，暴下继而淋漓。色淡质稀，神疲体倦，气短懒言，不思饮食，四肢不温，面浮肢肿，末次月经2023年2月25日，至今未净。舌淡胖，苔薄白，脉缓弱。

24. 孙某，女，21岁，未婚，2023年6月21日就诊。自诉经前或经期小腹冷痛，得热痛减，按之痛甚，经血量少，色紫暗有块，末次月经2023年6月10日。舌淡紫，苔白腻，脉沉紧。

25. 田某，女，43岁，已婚，2023年5月16日初诊。自诉带下量多1年，色白质黏稠，呈豆腐渣样，有臭气，外阴瘙痒，小腹作痛，脘闷纳呆，口苦口腻，小便短赤，末次月经2023年5月7日。苔黄腻，脉滑数。

26. 梁某，女，49岁，2023年6月18日初诊。自诉月经紊乱2年，经期提前，量或少或多，或崩或漏，血色鲜红，头晕耳鸣，烘热汗出，五心烦热，腰膝酸软，皮肤干燥瘙痒，口干，尿少便结，舌红，少苔，脉细数。

27. 患儿王某，女，3岁。2016年5月初诊。发热、咳嗽5日。就诊时可见壮热烦躁，咳嗽喘促，鼻翼扇动，喉间痰鸣，舌质红，苔黄腻，指纹青紫。

28. 患儿赵某，男，6岁。2019年9月初诊。纳差、脘腹胀满3日。3日前饱食、饮冷后出现上症。就诊时可见纳差，脘腹胀满，嗳气酸腐，大便溏泻，舌淡苔白腻，脉滑。

29. 患儿李某，男，2岁。体重9.4kg。出生后4个月时，一次进食蛋黄1个，之后出现食欲减退，强迫进食则呕吐，伴见体倦乏力，急躁易怒，面色少华，毛发稀疏，大便干稀不调，舌质淡红，苔薄白，指纹色淡。

30. 患儿张某，女，4岁。2018年2月初诊。发热3日。患儿3日前起发热无汗，泪水汪汪，倦怠思睡。就诊时体温38℃，两颊黏膜红赤，可见黏膜斑，眼睑红赤，舌淡红，苔微黄，脉浮数有力。

31. 患儿周某，男，3岁。2018年12月初诊。发热3日。就诊时可见颜面、发际及身体其他部位皮肤出疹，疹色红润，疱浆清亮，以胸背部较多，四肢部较少，大者如黄豆，小者如粟米，舌尖微红，苔薄黄，脉浮数。2周前有水痘接触史。

【参考答案】

一、名词解释

1. 心悸是因气血阴阳亏虚，心失所养，或痰饮瘀血阻滞心脉，邪扰心神，心神不宁所致，以心中悸动，惊惕不安，甚则不能自主为主要表现的病证。

2. 中风中脏腑属于中风的重症，表现为突然昏仆，不省人事，或神志恍惚，迷蒙而伴见半身不遂，口舌喝斜。

3. 痹证是由于外感风、寒、湿、热等邪侵袭人体，导致肢体经络痹阻，出现肢体筋脉、关节、肌肉等处疼痛、麻木、酸楚、重着，或关节肿胀、变形，屈伸不利、僵硬，甚至内舍于五脏为主要表现的病证。

4. 月经不调是指月经的周期、经期和经量发生异常，以及伴随月经周期出现明显不适症状的一种病证。月经不调包括月经先期、月经后期、月经先后无定期、月经过多、月经过少、经期延长等多种类型。

5. 妇女出现阴道大量出血，或淋漓下血不断者，称为"崩漏"。一般突然出血，来势急，血量多的称崩，亦称为"崩中"；淋漓下血，来势缓，血量少的称漏，亦称为"漏下"。

6. 带下的量明显增多，色、质、气味发生异常，或伴全身、局部症状者，称为"带下病"。

7. 疳证是由于喂养不当，或多种疾病的影响，使脾胃受损、气液耗伤而形成的一种慢性疾病，临床以形体消瘦，饮食异常，面黄发枯，精神萎靡或烦躁不宁为特征。

二、填空题

1. 清暑祛湿解表　新加香薷饮

2. 本虚标实、上盛下虚　气血逆乱

3. 冬　春

4. 半身不遂　语言不利　失语　口眼喝斜

5. 肺气郁闭

6. 资生健脾丸

7. 气虚　血热

8. 冲任损伤　不能制约经血

9. 健脾　升阳　除湿

三、选择题

1. A	2. A	3. A	4. B	5. E	6. D	7. A	8. A
9. A	10. A	11. A	12. D	13. B	14. C	15. A	16. D
17. A	18. E	19. B	20. E				

四、简答题

1. 答：外感咳嗽与内伤咳嗽的区别见下表。

区别点	外感咳嗽	内伤咳嗽
起病	急	慢
病程	短	长
症状	新咳，多兼有寒热身痛等表证	久咳，反复咳嗽多兼有脏腑内伤证
病性	多实	多虚
治法	疏邪宣肺	调整脏腑
禁忌	忌收敛	忌辛散

2. 答：普通感冒以风邪为主因，冬春季节气候多变时发病率升高，常呈散发性，病情较轻多无传变；时行感冒以时行疫毒为主因，发病不限季节，有广泛的传染性、流行性，起病急骤，病情较重，全身症状显著，且可发生传变，入里化热，合并他病。

3. 答：太阳头痛——羌活、蔓荆子、川芎；阳明头痛——葛根、白芷、知母；少阳头痛——柴胡、黄芩、川芎；厥阴头痛——吴茱萸、藁本。

4. 答：脾胃虚寒型胃痛的证候为胃痛隐隐，绵绵不休，喜温喜按，喜热饮食，空腹痛甚，得食则缓，劳累或受凉发作，或时而泛吐清水，神疲倦怠，手足不温，大便溏薄，舌淡苔白，脉虚弱。代表方为黄芪建中汤。

5. 答：膏淋是指小便混浊如米泔水或滑腻如脂膏。多因湿热蕴结下焦，脂液不循常道，清浊相混而致；或因肾气虚衰，固涩无权，不能制约脂液而致。热淋：起病多急，小便短赤灼热刺痛，或伴恶寒发热等。多因湿热蕴结下焦，膀胱气化不利而致。

6. 答：凡在经期或经行前后，出现周期性的小腹疼痛，或痛引腰骶，甚至剧痛晕厥者，称为"痛经"，亦称"经行腹痛"。本病主要病机在于邪气内伏或精血亏虚，更值经期前后冲任二脉气血的生理变化急骤，导致胞宫的气血运行不畅，发为"不通则痛"，或胞宫失于濡养，发为"不荣则痛"。

7. 答：妇女出现阴道大量出血，或淋漓下血不断者，称为"崩漏"。一般突然出血，来势急，血量多的称崩，亦称为"崩中"；淋漓下血，来势缓，血量少的叫漏，亦称为"漏下"。崩漏的主要原因有肾虚、脾虚、血热和血瘀。

8. 答：妇女在绝经前后出现烘热面赤，进而汗出，精神倦怠，烦躁易怒，头晕目眩，耳鸣心悸，失眠健忘，腰背酸痛，手足心热，或伴有月经紊乱等与绝经有关的症状，称"绝经前后诸证"，又称"经断前后诸证"。其辨证以肾虚为主，治疗原则以调治肾阴阳为大法，若涉及他脏者，则兼而治之。

五、案例分析

1. 诊断：感冒（风寒束表证）。

分析：根据题干"恶寒，发热"诊断为感冒，流清涕，头痛，咳嗽，口不渴，舌苔薄白，脉浮紧为外感风寒的表现，因此诊断为风寒束表证。

治法：辛温解表。

代表方：荆防达表汤或荆防败毒散加减。

2. 诊断：消渴（中消，胃热炽盛）。

分析：长期过食肥甘厚味酒醇，损伤脾胃，致运化失职，积热内蕴，化燥伤津，消谷耗液，故多食易饥、口渴欲饮、大便干结难解；形失所养，则体重下降；脾虚转输不利，水谷精微下注，故尿多；舌质红、苔黄、脉滑数有力为内热炽盛之象。

治法：清胃泻火，养阴增液。

代表方：玉女煎加减。

3. 诊断：咳嗽（风燥伤肺）。

分析：风燥犯肺，肺失清润，故咳嗽、咳甚胸痛、痰少而黏，不易咳出；燥邪伤络，则痰中时带血丝；燥胜则干，故鼻燥咽干；舌尖红少津、苔薄、脉细数为燥邪侵袭上焦之征。

治法：疏风清肺，润燥止咳。

代表方：桑杏汤加减。

4. 诊断：淋证（热淋）。

分析：因病人嗜食煎炒辛辣之品，加之饮酒之后，酿生湿热，下注膀胱，膀胱气化失司，水道不利而致小便频数、尿道灼热刺痛、少腹拘急胀痛；湿热之邪与卫阳相搏，则恶寒发热；灼伤津液，则口干口苦、大便秘结、尿色黄赤；舌红苔黄腻、脉滑数为湿热内盛之征。

治法：清热利湿通淋。

代表方：八正散加减。

5. 诊断：胃痛（肝胃郁热）。

分析：肝主疏泄而喜条达，病人自绝经两年来，情绪不稳，心烦易怒，肝气郁结，日久化热，邪热犯胃，故胃脘灼痛、痛势急迫；肝胃郁热，逆而上冲，故嗳气泛酸；肝胆互为表里，肝热夹胆火上乘，则口干口苦；肝火上扰心神，则夜寐不安、多梦早醒；大便干结、喜喝冷饮、舌质红、苔黄腻均为里热之象；脉弦数，乃肝胃郁热之征。

治法：疏肝理气，泄热和胃。

代表方：丹栀逍遥散加减。

6. 诊断：痹证（痰瘀痹阻证）。

分析：久居水上，感受寒湿，日久则损伤阳气，壅滞经络，阻滞气血，故肢体多个关节疼痛；久病入络，寒湿痰瘀互结而不散，故关节肿大、晨起僵硬、梭状变形；筋脉失养，故四肢肌肉萎缩；寒湿为阴邪，其性凝滞收引，故筋脉拘紧，关节屈伸不利，疼痛夜甚，遇寒冷加重；舌黯红、脉细涩为气滞血瘀之征。

治法：化痰行瘀，蠲痹通络。

代表方：桃红四物汤加减。

7. 诊断：咳嗽（痰湿蕴肺型）。

分析：因外感后调摄不周，肺卫受损，卫外功能不固，故易感受外邪而反复咳嗽；子盗母气，脾气亏虚，运化失司，痰浊内生，上壅于肺，肺气不利，故见咳声重、痰多色白质黏、胸闷气粗；脾不升清，则大便溏泄；气血生化乏源，故饮食减少、形体日渐消瘦、体力日渐减退；舌苔白腻、脉濡滑为痰湿内蕴之征。

治法：健脾燥湿，止咳化痰。

代表方：二陈汤合三子养亲汤加减。

8. 诊断：头痛（肝阳上亢）。

分析：肝肾阴虚，水不涵木，肝阳上亢，循经上扰清窍，故头痛头胀，伴眩晕。胁为肝之分野，肝郁胁络失和则胁痛。肝阳上扰心神，故心烦易怒、失眠多梦。脉沉弦有力为肝阳上亢之征，肝与胆相表里，肝郁化火，肝火上炎、胆气上逆则口苦。火盛则舌红苔薄黄。

治法：平肝潜阳。

代表方：天麻钩藤饮加减。

9. 诊断：中风（阴虚风动）。

分析：病人患高血压病史 10 余年，平素常有眩晕头痛、耳鸣等肝肾阴虚表现，故见眩晕头痛、耳鸣面赤，腰腿酸软等下虚上实之症。风阳夹痰入络，经脉痹阻，出现口眼㖞斜、口角流涎、语言謇涩、半身不遂。舌体歪斜颤动、舌质红、脉弦细数是阴虚阳亢风动之征，舌苔黄腻为痰热内蕴之候。

治法：滋阴潜阳，息风通络。

方药：镇肝息风汤加减。

10. 诊断：中风（痰火瘀闭证）。

分析：肝阳暴张，阳亢风动，气血上逆，痰火壅盛，清窍闭塞，神明不用，故突然昏仆、不省人事。痰火内闭，故牙关紧闭、面红气粗、两手握固。风阳痰火痹阻经脉，气血运行不畅，故半身不遂、口眼㖞斜。肝风窜犯络道，则肢体拘急。身热汗出、舌质红绛、苔黄腻、脉弦滑数为肝阳痰火内盛之征。

治法：息风清热，豁痰开窍。

代表方：安宫牛黄丸。

11. 诊断：泄泻（脾胃虚弱证）。

分析：根据病人解稀烂便，日解 3~6 次，无黏液脓血的临床表现，故诊断为泄泻病证。因病人有解稀烂便反复 11 年的病史，此次又因稍进油腻品而出现解稀烂便，大便溏薄，夹有不消化食物，食少腹胀，乏力气短，面色萎黄，舌淡苔白，脉细弱，此乃属脾虚之证。由于脾气虚弱，清气不升，运化无权，水谷水湿不化，故大便溏薄夹有不消化食物。进食油腻之品或饮食不慎，难以运化，复受其伤，故大便次数增多。病本于虚，故迁延反复，日久不愈。脾胃亏虚，化源不充，故食少腹胀、面色萎黄、乏力气短。舌淡苔薄、脉细弱均为脾胃虚弱之征。

治法：健脾益气，化湿止泻。

代表方：参苓白术散加减。

12. 诊断：泄泻（脾肾阳虚）。

分析：脾胃虚弱所以不能腐熟水谷，输布精微，除脾胃本身之外，同时亦需肾阳之温煦，肾中阳气不足，则命门火衰，阴盛极之时，即令人腹泻不止也。泄泻日久，脾虚益甚，脾胃虚弱不能运化精微，聚水成湿。

治法：健脾补肾化湿。

代表方：四君子汤合四神丸加减。

13. 诊断：消渴（下消，肾阴亏虚）。

分析：病人年高久病，肾阴亏虚，虚火内生，上灼于肺，则口渴多饮、口干唇燥、皮肤干燥；虚火上扰清窍则头晕耳鸣；中灼脾胃则纳食增加；肾失濡养，开阖固摄失权，水谷精微随小便排出体外，故尿频量多，浑浊如脂膏；腰膝酸软、舌红少苔、脉细数为肾阴虚内热之象。

治法：滋阴补肾，润燥止渴。

代表方：六味地黄丸加减。

14. 诊断：乳痈（正虚邪恋）。

分析：根据"产后3个月，左乳肿块疼痛并成脓溃破，疮口清稀脓液伴乳汁流出"，可以诊断为乳痈。同时病人表现有"自觉头晕，乏力，纳差"等虚弱之象，结合脉象，进一步辨证为乳痈正虚邪恋证。

治法：益气和营托毒。

代表方：托里消毒散加减。

15. 诊断：丹毒（风热毒蕴）。

分析：根据题干给出的信息，病人以右颜面部红肿疼痛伴发热2日为主要症状，结合其颜面皮肤的肿势特点色如涂丹，压之褪色，扪之灼手，可诊断为丹毒。由于发病部位在颜面部，故诊断为抱头火丹。结合其伴随症状及舌苔脉象的表现，辨证为丹毒之风热毒蕴证。

治法：疏风清热解毒。

代表方：普济消毒饮加减。

16. 诊断：有头疽（阴虚火炽）。

分析：根据题干给出的信息，诊断为有头疽之阴虚火炽证。证候：多见于消渴病人。肿势平塌，根脚散漫，皮色紫滞，脓腐难化。脓水稀少或带血水，疼痛剧烈，伴发热烦躁，口干唇燥，饮食少思，大便燥结，小便短赤。舌质红，苔黄燥，脉细弦数。

治法：滋阴生津，清热托毒。

代表方：竹叶黄芪汤加减。

17. 诊断：疔（热毒蕴结）。

分析：根据题干"左颧面部皮肤上突起一粟米样脓头，根深坚硬，形如钉丁状"判断为疔，红肿灼痛，恶寒发热，舌红苔腻，脉滑数判断为热毒蕴结。

治法：清热解毒。

代表方：五味消毒饮加减。

18. 诊断：月经先期（血热型，肝郁化热）。

分析：肝郁化热，热扰冲任，迫血妄行，故月经先期；肝郁血海失调，故经量多或少；血为热灼，故经色紫红，质稠有块；肝郁气机不畅，故经前乳房、胸胁和少腹胀痛，烦躁易怒；肝经郁热，火热熏蒸，故口苦咽干。舌红苔黄，脉弦数，均为肝郁化热之象。

治法：清肝解郁，凉血调经。

代表方：丹栀逍遥散加减。

19. 诊断：月经后期（脾虚证）。

分析：寒邪客于冲任，血为寒凝，运行不畅，血海不能按期满溢，故月经延迟而至，经血量少；寒凝则血瘀，故色黯红有血块；寒邪客于胞中，气血不畅，不通则痛，故小腹冷痛，得热痛减；寒邪束表，阳气不得外达，故面色苍白，畏寒肢冷。舌暗红苔白，脉沉迟，均为寒邪凝滞之象。

治法：温经散寒，行血调经。

代表方：温经汤加减。

20. 诊断：月经先后不定期（脾虚型）。

分析：脾虚统摄无权，冲任气血失调，血海蓄溢失常，故月经先后无定期；脾虚生化之源不足，故经色淡而质稀；脾虚四肢肌肉失养，故神倦乏力；脾虚运化失职，故脘腹胀满，纳呆食少。舌淡苔薄，脉缓，均为脾虚之征。

治法：补脾益气，养血调经。

代表方：归脾汤。

21. 诊断：月经过多（血热证）。

分析：邪热下扰冲任，迫血妄行，故经行量多；邪热煎熬，故经色鲜红，质黏稠；邪热扰神伤津，故心烦口渴；邪热外达，故身热面赤；邪热伤阴耗液，故大便干结、尿色黄赤；舌红苔黄，脉滑数。均为血中蕴热之象。

治法：清热凉血，止血调经。

代表方：保阴煎加减。

22. 诊断：月经过少（血瘀证）。

分析：瘀血内停，冲任不畅，故经行量少、色暗有块；瘀血阻滞，气机不畅，故小腹胀痛，经行后痛减，伴胸胁胀痛、腰骶疼痛；舌紫暗，有瘀斑，脉沉弦，均为血脉瘀滞之征。

治法：活血化瘀，养血调经。

代表方：桃红四物汤加减。

23. 诊断：崩漏（脾虚证）

分析：根据题干"经血非时而至，暴下继而淋漓"诊断为崩漏。脾气虚，冲任不固，血失统摄，故经血非时而下；脾虚气血化源不足，故经色淡而质稀，脾虚中气不足，故神疲体倦，气短懒言；脾主四肢，脾虚四肢失于温养，故手足不温；脾虚中阳不振，故不思饮食；脾虚运化失职，水湿内停，泛滥肌肤，故面浮肢肿，面色淡黄；舌质淡胖，苔薄白，脉缓弱，均为脾虚之象。

治法：健脾益气，固冲止血。

代表方：固冲汤加减。

24. 诊断：痛经（寒凝血瘀，寒湿凝滞）。

分析：寒湿之邪重浊凝滞，经前冲任气血壅盛，寒湿客于冲任胞宫，与经血相搏结，使经血运行不畅，故于经前或经期，小腹冷痛。血为寒凝，故经色黯红，夹有血块。得热凝滞稍减，故疼痛减轻。舌淡紫，苔白腻，脉沉紧，均为寒湿凝滞之象。

治法：温经散寒，化瘀止痛。

代表方：少腹逐瘀汤加减。

25. 诊断：带下过多（湿热下注证）。

分析：带下量多 1 年，色白质黏稠，呈豆腐渣样，有臭气，外阴瘙痒，小腹作痛，脘闷纳呆，口苦口腻，小便短赤，末次月经 2023 年 5 月 7 日。苔黄腻，脉滑数，均为湿热下注之征。

治法：清热利湿止带。

代表方：止带方加减。

26. 诊断：经断前后诸证（肾阴虚证）。

分析：绝经前后，肾阴亏虚，故月经紊乱，量多少不定；阴虚不能上荣脑窍，故头晕耳鸣；阴虚不能维阳，虚阳外越，故烘热汗出，五心烦热；阴虚腰膝失养，故腰膝酸软；阴虚血燥生风，故皮肤干燥瘙痒；阴虚内热，故血色鲜红，口干，尿少便结；舌红少苔，脉细数，均为肾阴亏虚之象。

治法：健脾燥湿，止咳化痰。

代表方：左归丸合二至丸加减。

27. 诊断：肺炎喘嗽（痰热壅肺证）。

分析：根据题干"就诊时壮热烦躁，咳嗽喘促，鼻翼扇动，喉间痰鸣"诊断为肺炎喘嗽（痰热壅肺证）。"舌质红，苔黄腻，指纹青紫"为痰热内蕴之象。

治法：清热宣肺，涤痰定喘。

代表方：五虎汤合葶苈大枣泻肺汤加减。

28. 诊断：积滞（乳食内积证）。

分析：根据题干"饱食、饮冷后出现纳差，脘腹胀满，嗳气酸腐，大便溏泄"诊断为积滞（乳食内积证）。"舌淡苔白腻，脉滑"符合食积舌脉表现。

治法：消乳化食，消积导滞。

代表方：保和丸加减。

29. 诊断：疳积（疳气证）。

分析：根据题干"食欲减退，强迫进食则呕吐，伴见体倦乏力，急躁易怒，面色少华，毛发稀疏，大便干稀不调"诊断为疳积（疳气证）。"舌质淡红，苔薄白，指纹色淡"为脾虚气血生化不足之象。

治法：和胃健脾。

代表方：资生健脾丸加减。

30. 诊断：麻疹，初热期（邪犯肺卫证）。

分析：根据题干"就诊时两颊黏膜红赤，可见黏膜斑"诊断为麻疹。发热无汗，泪水汪汪，倦怠思睡，舌淡红，苔微黄，脉浮数有力为麻疹初热期的表现，因此诊断为邪犯肺卫证。

治法：辛凉透表，清宣肺卫。

代表方：宣毒发表汤加减。

31. 诊断：水痘（邪伤肺卫证）。

分析：根据题干"发热3日，就诊时可见颜面、发际及身体其他部位皮肤出疹，疹色红润，疱浆清亮，以胸背部较多，四肢部较少。2周前有水痘接触史。"诊断为水痘。发热3日，皮肤出疹，疹色红润，疱浆清亮，舌尖微红，苔薄黄，脉浮数为水痘-邪伤肺卫证的表现。

治法：疏风清热，利湿解毒。

代表方：银翘散合六一散加减。

（米健国　闫玉慧　李桂芬）

32检